Caroline Ebert

Die **Botschaft** der **Augen**

Fehlsichtigkeiten und ihre Bedeutung

Schirner Verlag

Die Ratschläge in diesem Buch sind sorgfältig erwogen und geprüft. Sie bieten jedoch keinen Ersatz für kompetenten medizinischen Rat, sondern dienen der Begleitung und der Anregung der Selbstheilungskräfte. Alle Angaben in diesem Buch erfolgen daher ohne Gewährleistung oder Garantie seitens der Autorin oder des Verlages. Eine Haftung der Autorin bzw. des Verlages und seiner Beauftragten für Personen-, Sach- und Vermögensschäden ist ausgeschlossen.

ISBN 978-3-8434-1188-2

Caroline Ebert:
Die Botschaft der Augen
Fehlsichtigkeiten und ihre Bedeutung

Umschlag: Murat Karaçay, Schirner,
unter Verwendung von # 49229890
(© iko) und # 111234044 (© Flas100),
www.shutterstock.com
Layout: Simone Fleck & Anke Brunn, Schirner
Lektorat & Satz: Bastian Rittinghaus, Schirner
Printed by: Ren Medien GmbH, Germany

www.schirner.com

1. Auflage Juli 2015

Inhalt

Vorwort

Augentraining ist nur effektiv, wenn die Übungen genau passend zur eigenen Form der Fehlsichtigkeit ausgewählt werden. Deswegen ergänze ich die Ausführungen aus »Seele und Sehen« mit diesem weiteren Ratgeber. Dabei ist mir besonders wichtig, dass Sie verstehen, warum Augentraining wirkt und wie Sie es erfolgreich für sich selbst anwenden können.

Mein Ziel ist, dass Sie die Ursachen für Ihre Augenveränderung kennenlernen, um die Botschaft Ihrer Seele zu verstehen. Dadurch werden Sie über die Begrenzungen Ihrer Fehlsichtigkeit hinauswachsen und auch eine andere Sichtweise auf das Leben einnehmen können. Letztlich geht es um Ihr persönliches Wachstum.

Weil sich in den Augen alles ablesen lässt, was der Einzelne für seine Entwicklung benötigt, möchte ich meine Erkenntnisse gern mit Ihnen teilen. Um uns weiterzuentwickeln und zu wachsen, sind wir schließlich hier auf dieser wunderbaren Erde. Wenn Sie erst einmal Ihre scheinbaren Begrenzungen – die sich unter anderem in einer Fehlsichtigkeit ausdrücken – überwunden haben, werden Sie die wahre Schönheit unserer Erde und das perfekte Zusammenspiel aller Wesen sehen können. Es gibt weder Schicksal noch Zufall – nichts auf der Erde geschieht unkontrolliert. Alles ist perfekt aufeinander abgestimmt und steht in komplexen Wechselwirkungen. Sobald Sie beginnen, die Welt um sich herum bewusst wahrzunehmen, werden Sie dankbar sein für die zahlreichen Geschenke, die Ihnen täglich begegnen. Die größten Geschenke für Ihr persönliches Wachstum sind jene, die Ihnen das Leben scheinbar so schwer machen.

Ich wünsche Ihnen, dass Sie die Welt eines Tages so wahrnehmen, dass Sie alles, was Ihnen begegnet, mit Liebe betrachten können. Mögen Sie erkennen, dass jede Person, jedes Ereignis und auch jede Krankheit in Ihrem Leben ein Segen ist. Meine Hoffnung ist, dass sich zukünftig alle Menschen mit den Ursachen von Augenkrankheiten und Fehlsichtigkeiten beschäftigen und diese mit einem für sie optimalen Training angehen, anstatt sie einfach hinzunehmen und ausschließlich in Brillen, Kontaktlinsen oder gar einer Operation einen Ausgleich zu suchen.

Ich wünsche Ihnen von Herzen viel (Selbst-)Erkenntnis.

Caroline Christina Ebert

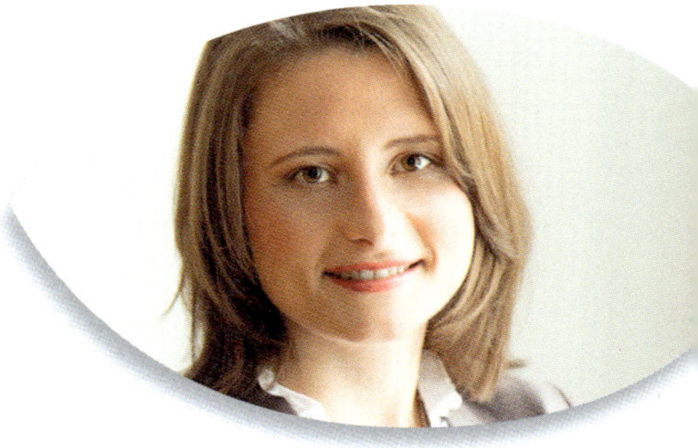

Was sind Fehlsichtigkeiten?

Myopie = Kurzsichtigkeit
Hyperopie = Weitsichtigkeit
Astigmatismus = Hornhautverkrümmung
Strabismus = Schielen

Grundsätzlich werden Fehlsichtigkeiten darin unterschieden, welche anatomischen Ursachen sie haben und wo das Abbild des Gesehenen im Auge entsteht. Auf dieser Grundlage lassen sich folgende Fehlsichtigkeiten definieren:

Es gibt zum einen Längenfehlsichtigkeiten. Darunter fällt sowohl die Längenkurzsichtigkeit/-myopie als auch die Längenweitsichtigkeit/-hyperopie. Zum anderen gibt es Brechungsfehlsichtigkeiten. Dazu gehören die Brechungsmyopie, die Brechungshyperopie sowie alle Arten von Hornhautverkrümmung/Astigmatismus. Ferner zählt auch der Keratokonus, eine krankhafte kegelförmige Veränderung der Hornhaut, zu den Fehlsichtigkeiten. Und schließlich ein mangelndes Zusammenspiel von rechtem und linkem Auge, was zu einem Abweichen der Sehachsen und somit zum Schielen oder zu einer Heterophorie führt.

Ich werde in diesem Buch zunächst alle genannten Fehlsichtigkeiten erklären und dann auf die Ursachen (die anatomischen, aber auch die emotionalen) eingehen. Wichtig ist, dass Sie erst einmal einordnen können, welche Fehlsichtigkeit bei Ihnen vorliegt, damit Sie verstehen, woher diese kommt und was sie Ihnen mitteilen möchte. Im Anschluss finden Sie zu jeder Fehlsichtigkeit die geeigneten (Augen-)Übungen.

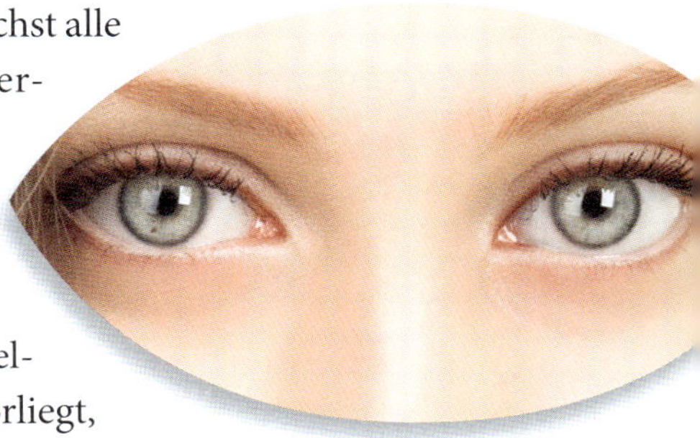

Eine Fehlsichtigkeit ist, wie der Name schon sagt, Ausdruck einer falschen Sichtweise des Betroffenen auf sich selbst, seine Mitmenschen, die Geschehnisse in seiner Umgebung oder die Welt. Die Herkunft dieser Glaubensmuster oder Verhaltensweisen gilt es zu ergründen, denn sie sind Begrenzungen, die dieser Mensch mit sich herumträgt. Die Ursachen findet man häufig in Ereignissen, die zu Blockaden in der Gefühlswelt geführt haben. Sobald er sich für neue Ansichten öffnet, beginnt ein tief greifender und umwälzender Prozess.

Ändern Sie also Ihre Einstellung zu sich selbst, Ihren Mitmenschen und der Welt, wirkt sich dies auch auf die emotionale Welt aus. Neue Lebenseinstellungen führen zu neuen Ereignissen im Leben, die Sie auf noch vorhandene emotionale Begrenzungen aufmerksam machen möchten. Das ist nicht immer angenehm, denn das Ego des Menschen möchte gern an den alten Begrenzungen festhalten. So werden immer wieder Situationen kreiert, die Sie emotional an Ihre Grenzen bringen – nicht, um die alten

Muster zu bestätigen, sondern vielmehr, um den Emotionalkörper zu heilen. Ich habe selbst die Erfahrung gemacht, dass dieser Prozess manchmal sehr schmerzhaft ablaufen kann – wenn man zwar die alten Überzeugungen längst über Bord geworfen hat, dann aber Situationen im Leben auftauchen, in denen man am liebsten nach dem gewohnten alten Muster reagieren würde. Diese Situationen werden so lange auftauchen, bis Sie daraus gelernt haben und sich anders verhalten und emotional anders darauf reagieren. Je mehr Altes Sie jedoch erlösen dürfen, desto mehr vermögen Sie das Geschenk dahinter zu sehen und diesen Reinigungsprozess als etwas Segensreiches anzunehmen.

Häufig wurden Glaubensmuster schon während der Schwangerschaft oder in den ersten Lebensjahren gebildet. Diese von den Eltern (und deren sozialem Umfeld) übernommenen Ansichten stecken tief in den Zellen. Da der Mensch sein Leben lang immer nur das sehen kann, was er für möglich hält, wird die Vielfalt seiner Wahrnehmung folglich durch seine Glaubensmuster begrenzt. Eine Fehlsichtigkeit zeigt solch eine Beschränkung sehr deutlich auf. Doch wenn die Ursachen

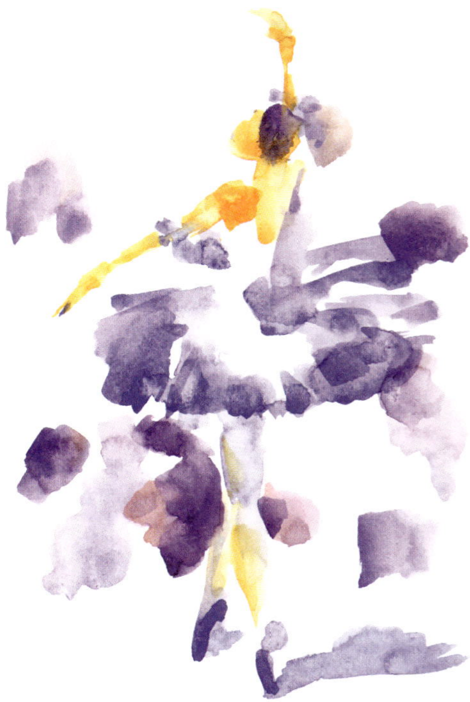

Nur, wer eine Ballerina kennt, wird hier eine erkennen.

erkannt sind und Sie Ihr Denken und Fühlen neu ausgerichtet haben, kann sich dies nach und nach auch in Ihren Augen spiegeln. Hierfür gibt es verschiedene Wege. Nicht für jeden ist es notwendig, täglich Augenübungen durchzuführen, aber es kann Sinn ergeben, die Übungen zeitweise gezielt einzusetzen. Manchmal sind klärende Gespräche hilfreich, aus denen andere Sichtweisen und ein verändertes Verhalten resultieren. Manchmal müssen erst einmal Verkrümmungen der Wirbelsäule, Schiefstände von Becken, Kiefer oder Schädelknochen behoben werden, bevor Augenübungen Wirkung zeigen. Ein Training der Augen ist nicht auf die Augen begrenzt. Sokrates hat dies in einem wunderbaren Satz formuliert, den ich als Leitsatz für meine Augenschule verwende:

»So, wie man nicht die Augen ohne den Kopf,
den Kopf nicht ohne den Körper,
so sollte man den Körper nicht ohne die Seele behandeln.«
(Sokrates)

Längenfehlsichtigkeiten

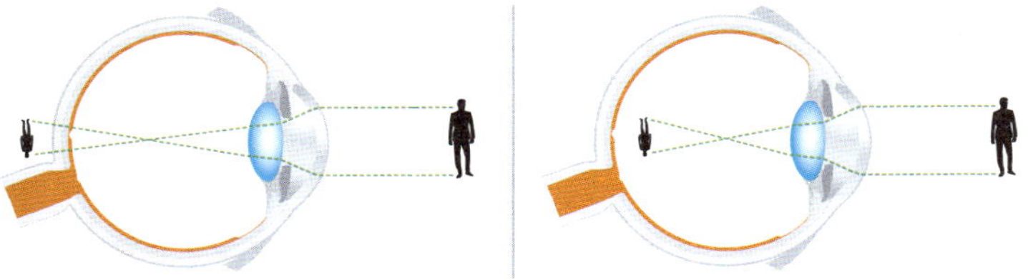

Kurzsichtigkeit *Weitsichtigkeit*

Die Längenmyopie ist den meisten Menschen geläufig – tatsächliche wissen viele Menschen gar nicht, dass es noch andere Arten der Kurzsichtigkeit gibt. Die Kurzsichtigkeit wird hierbei von der Länge des Augapfels bedingt. Das Auge eines ausgewachsenen Menschen ist in der Regel etwa 24 mm lang. Das dioptrische System (Brechkraft) des Auges ist so ausgelegt, dass beim Blick in die Ferne das Abbild des betrachteten Objektes genau auf die Netzhaut des Auges fällt. Dadurch wird es klar und deutlich wahrgenommen. Wenn der Augapfel nun nur einen Millimeter zu lang ist, entsteht das scharfe Bild vor der Netzhaut, es liegt eine Kurzsichtigkeit von 3 Dioptrien (dpt) vor.

Die meisten Schulmediziner und Optiker gehen davon aus, dass diese Längendifferenz von einem zu starken Längenwachstum des Auges herrührt. Vor einigen Jahren dachte ich selbst noch so, weil ich das in der Ausbildung angeeignete Wissen nicht hinterfragte. Doch als ganzheitlich denkende Sehtrainerin bin ich heute davon überzeugt, dass diese Verformung in den allermeisten Fällen auf Verspannungen der äußeren Augenmuskeln zurückzuführen ist. Unsere Augen sind jeweils von sechs äußeren Augenmuskeln umgeben, die fest mit dem Augapfel verwachsen sind. Diese sind etwa so dick wie ein Zeigefinger und sehr stark. Im Gegensatz zu den restlichen Muskeln im Körper weisen sie eine direkte Verschaltung mit den Nervenfasern auf, das heißt, jede Muskelfaser ist mit einer Nervenfaser verbunden; bei anderen Muskeln liegt das Verhältnis zum Teil bei 1 : 20 000. Dadurch wird schnell klar, dass sich nervlicher Stress unmittelbar auf die Augenmuskulatur auswirkt. Bedenkt man zudem, dass der Augapfel im Verhältnis zu dieser Muskulatur sehr leicht ist – sein Gewicht beträgt lediglich 7 g –, kann man sich leicht vorstellen, dass die äußeren Augenmuskeln in der Lage sind, durch Verspannungen eine Verformung des Augapfels zu bewirken. Und eine Verlängerung des Augapfels um 0,333 mm reicht aus, um eine Fehlsichtigkeit von 1 dpt zu bewirken.

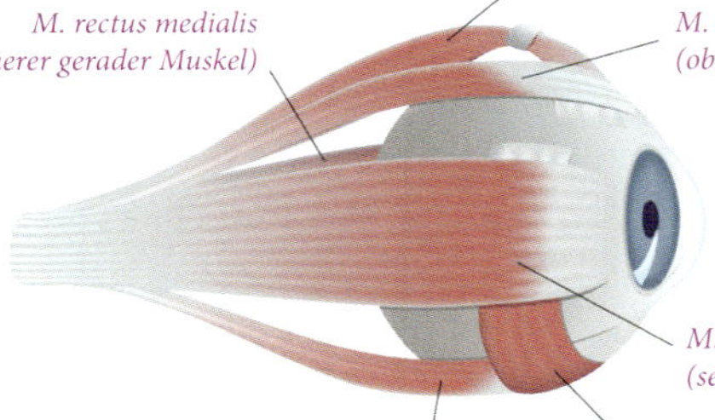

Bei der Längenhyperopie ist der Augapfel verkürzt. Dadurch entsteht das Abbild eines betrachteten Objekts hinter der Netzhaut und wird verschwommen wahrgenommen. Auch in diesem Fall entspricht eine Verformung um 1 mm einer Fehlsichtigkeit von 3 dpt. Da Weitsichtige dieses Bild bis zu einem gewissen Maß durch Akkommodation (Erhöhung der Brechkraft der Augenlinse durch Anspannung der Ringmuskeln um das Auge) auf die Netzhaut holen können, wird diese Fehlsichtigkeit – wenn keine zusätzlichen Beschwerden auftreten – oft nicht sofort bemerkt. Allerdings werden dadurch die Akkommodationsreserven der Augenlinse, die eigentlich für das Betrachten von nahen Gegenständen zur Verfügung stehen, bereits zum Scharfstellen ferner Objekte beansprucht. Diese Überanstrengung verursacht häufig Kopfschmerzen.

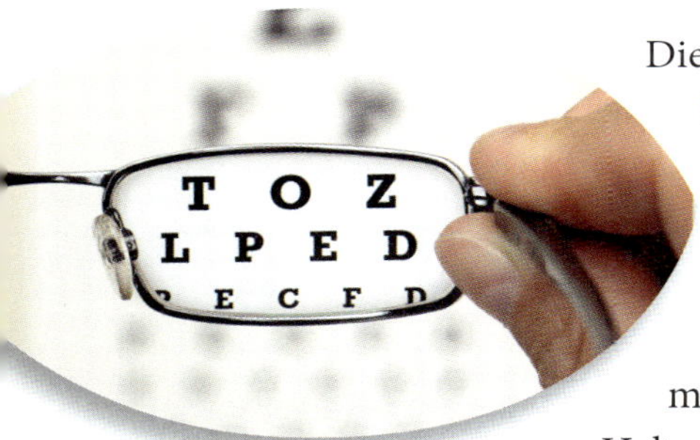

Die Akkommodation ist mit der Konvergenz gekoppelt. So nennt man das gleichmäßige Einwärtsbewegen beider Augen beim Betrachten eines nahen Gegenstandes. Sie können das mit einem Gegenüber testen: Halten Sie einen Stift etwa 1 m vor dieser Person auf Augenhöhe, und lassen Sie diese Person ihre Augen auf den Stift fokussieren. Während Sie den Stift nun immer näher auf die Nase der Person zuführen, beobachten Sie deren Augenbewegungen. Sie werden feststellen, dass sich die Augen gleichmäßig nach innen bewegen, während Sie mit dem Stift näher kommen. Diese Augenbewegung ist die Konvergenz. Wenn ein Weitsichtiger Akkommodation verwendet, um ein fernes Objekt scharf zu sehen, konvergiert er gleichzeitig auch ein wenig. Das kann wiederum dazu führen, dass ihm die Konvergenz, die er bereits für die Ferne benötigt, für das Betrachten eines nahen Gegenstandes fehlt.

Dadurch werden betrachtete Objekte nicht mit der Netzhautgrube gesehen, an der sich die Stelle des schärfsten Sehens der Netzhaut befindet. Dies führt dazu, dass der Betroffene Entfernungen falsch einschätzt. Denn mithilfe der Konvergenz und anhand der Stelle, an der ein Bild auf die Netzhaut fällt, sehen wir räumlich. Dies gelingt über ein Wunderwerk an nervlichen Verschaltungen der Netzhaut sowie der Interpretation der Informationen im Gehirn.

Die Längenweitsichtigkeit wird schulmedizinisch durch ein zu kurz gewachsenes Auge erklärt. Diese Deutung mag auch ab und an zutreffend sein, doch häufiger führen auch hier Verspannungen der äußeren Augenmuskulatur, bedingt durch emotionale Blockaden, zur Verformung des Augapfels.

Bei den meisten Fehlsichtigkeiten handelt es sich nicht um eine reine Längenfehlsichtigkeit, sondern um Mischformen mit Brechungsfehlsichtigkeiten. Dennoch möchte ich die einzelnen Formen ausführlich erklären, weil mir die Aufklärung sehr am Herzen liegt. Ich will, dass Augentraining nicht als esoterischer Humbug angesehen wird. Sie sollen wirklich verstehen, warum es funktionieren kann. Ich selbst musste dies auch erst an meinen eigenen Augen erleben, um es wirklich begreifen zu können und alte Glaubensmuster über Bord zu werfen. Es ist wichtig, dass Sie verstehen, warum welche Augenübung für die Korrektur einer bestimmten Fehlsichtigkeit förderlich ist. Nur so kann Augentraining effektiv in das Leben integriert werden.

Brechungs-fehlsichtigkeiten

Die anatomische Ursache einer Fehlsichtigkeit kann auch in der Lichtbrechung des Auges liegen. An der Brechung der einfallenden Lichtstrahlen sind mehrere lichtdurchlässige Medien beteiligt. Die Hornhaut und die darüberliegende Tränenfilmschicht übernehmen etwa 70 % der Lichtbrechung; das Kammerwasser, die Augenlinse und der Glaskörper sorgen ebenfalls dafür, dass das Licht – im Idealfall – genau auf die Netzhaut trifft. Dabei nimmt die Augenlinse einen besonderen Stellenwert ein, denn sie ermöglicht es, in unterschiedlichen Entfernungen klar zu sehen. Im entspannten Zustand ist sie kugelig rund, und Sie können in der Nähe klar sehen. Im angespannten Zustand wird sie durch den Ziliarmuskel, an dem sie aufgehängt ist, flach gezogen, und Sie sehen in der Ferne scharf (vgl. Grafik Seite 19).

Kommt es zu Veränderungen, Verspannungen oder anderen Störungen in diesen lichtbrechenden Medien, führt dies zu einer Fehlsichtigkeit. Je nachdem, wo das Bild nun im Auge entsteht, handelt es sich um eine Brechungsmyopie, eine Brechungshyperopie oder einen Astigmatismus/eine Hornhautverkrümmung.

Störungen der lichtbrechenden Medien

Gehen wir der Reihe nach vor, und werfen wir zunächst einen Blick auf den Tränenfilm. Ihr kompletter vorderer Augenabschnitt wird bei jedem Lidschlag mit einem hauchdünnen Tränenfilm überzogen. Dieser gleicht Unebenheiten Ihrer Hornhaut aus. Dadurch entsteht eine glatte optische Fläche, die den größten Teil der Lichtbrechung bewirkt, da hier zum einen mit Luft und Wasser zwei sehr unterschiedliche Medien aneinandergrenzen und zum anderen die Vorderfläche der Hornhaut durch ihre stark konvexe Form eine sammelnde Wirkung hat. Der Tränenfilm ist äußerst dünn und muss regelmäßig erneuert werden, um eine stabile Schicht zu gewährleisten. Man kann ihn in drei Bereiche unterteilen. Die vorderste, äußere Schicht ist ein öliger Film. Darunter liegt der wässrige Teil. Die an die Hornhaut angrenzende Schicht des Tränenfilmes ist gelartig und wird auch Mucinschicht genannt. Diese sorgt dafür, dass der Tränenfilm an der Hornhaut anhaftet.

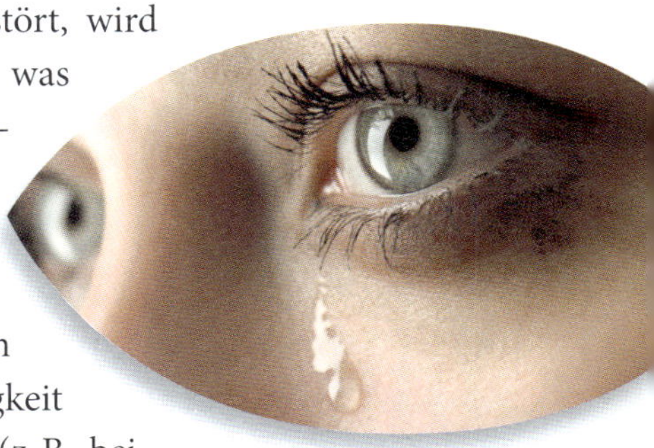

Ist eine der drei Schichten gestört, wird der Tränenfilm unterbrochen, was sich stark auf die Optik auswirkt. Eine verschwommene Sicht ist die Folge. Wenn z. B. der ölige Film nicht stark genug ist, reißt der Tränenfilm schneller auf, die Tränenflüssigkeit verdunstet entweder schneller (z. B. bei trockener Büroluft), oder der Tränenfilm wird instabil und der wässrige Anteil läuft in Form von Tränen ab. Beides hat zur Folge, dass die Hornhaut, die den größten Anteil der Lichtbrechung übernimmt, dieser Aufgabe nicht mehr gerecht

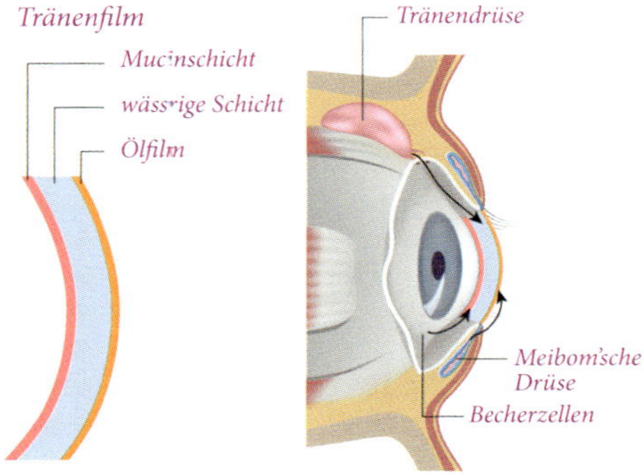

werden kann. Auch wenn der wässrige Anteil gestört ist, reißt der Tränenfilm schneller auf. Hier ist die häufigste Ursache, dass die betreffende Person insgesamt zu wenig Flüssigkeit im Körper zur Verfügung hat – sprich, zu wenig Wasser trinkt. Auch die Mucinschicht kann gestört sein, sodass der Tränenfilm nur schlecht an der Hornhaut anhaftet. Die Lipide und Mucine des Tränenfilms werden in den Drüsen der Augenlider, den sogenannten Meibom'schen Drüsen, gebildet. In der Regel blinzelt ein erwachsener Mensch zwischen 20 und 25 Mal pro Minute, wobei jedes Mal der Tränenfilm erneuert wird. Aus der Arbeitsmedizin weiß man, dass durch die hohe Konzentration bei Bildschirmarbeit die Lidschlagrate auf 5 bis 8 Mal pro Minute sinkt. Selbst wenn alle drei Schichten völlig in Ordnung sind, trocknet das Auge dann zunehmend aus. Da der Tränenfilm noch weitere Aufgaben hat – er versorgt den vorderen Teil der Hornhaut mit Nährstoffen, transportiert Unreinheiten, Staub und Schmutz vom Auge, desinfiziert den vorderen Augenabschnitt und sorgt mit seiner antibakteriellen Wirkung dafür, dass das Auge und die Bindehaut perfekt geschützt sind – hat dies weitreichende Folgen.

Die durchsichtige Hornhaut besteht aus insgesamt fünf Schichten. Für die Lichtbrechung kommt es auf die Wölbung der vordersten Schicht, die Wölbung der hintersten Schicht und die Gesamtdicke der Hornhaut an. Ist die Wölbung der vordersten Schicht stärker ausgeprägt, liegt eine Myopie vor; ist sie schwächer ausgeprägt, liegt eine Hyperopie vor. Auch hierbei spielen die äußeren Augenmuskeln eine große Rolle, denn wenn alle vier geraden Augenmuskeln gleichmäßig verspannt sind, kann sich, je nach Verformung des Augapfels, der Radius der Hornhaut ebenfalls verändern. Dadurch sind Längenfehlsichtigkeiten häufig mit Brechungsfehlsichtigkeiten gekoppelt.

Aufbau der Hornhaut

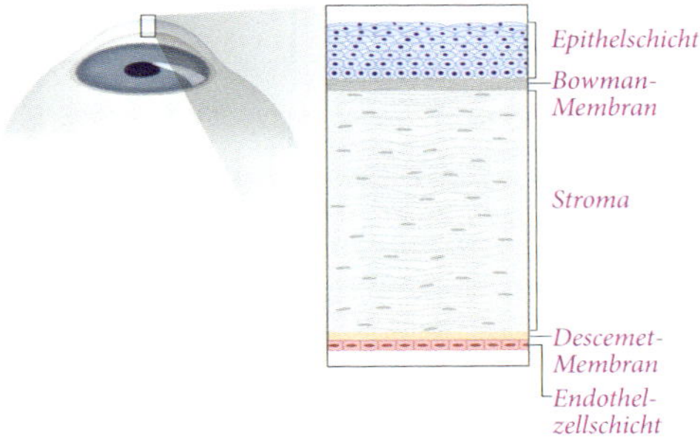

Auch Wasseransammlungen in der Hornhaut (Ödeme) führen dazu, dass die Hornhaut das einfallende Licht anders bricht als notwendig. Hornhautödeme entstehen durch einen anaeroben Stoffwechsel (Stoffwechsel ohne Sauerstoff), der häufig vom Tragen von Kontaktlinsen herrührt. Ich möchte hiermit keine Ängste schüren, sondern lediglich aufklären. Jede noch so durchlässige Kontaktlinse hemmt die Sauerstoffzufuhr der Hornhaut. Bilden sich dadurch Ödeme, wird das Gewebe der Hornhaut gelockert und Gefäße aus der Bindehaut können in die sonst gefäßlose Hornhaut einwachsen. Dies wirkt sich wiederum negativ auf die Lichtbrechung und auf die Transparenz der Hornhaut aus. Sollten Sie permanent Kontaktlinsen tragen, gönnen Sie Ihren Augen immer wieder kontaktlinsenfreie Tage. Ein zu langes Tragen Ihrer Linsen könnte sonst sprichwörtlich ins Auge gehen.

Das Kammerwasser grenzt direkt an die Hornhaut und füllt sowohl die vordere Augenkammer und die Pupille als auch die hintere Augenkammer aus. Über das Kammerwasser wird die Augenlinse mit Nährstoffen versorgt. Es wird in den Fortsätzen des Ziliarmuskels gebildet, zirkuliert von der hinteren Augenkammer durch die Pupille in die vordere Augenkammer und fließt dann über den Schlemm'schen Kanal aus dem Auge ab. Das Kammerwasser hat eine gewisse Dichte, die aber nicht gleichbleibend ist, denn mit der Nahrung können Stoffe aufgenommen werden, die die Dichte erhöhen. So bewirken salzige und zuckerhaltige Lebensmittel einen Anstieg des Brechungsindex des Kammerwassers. Das Licht wird stärker gebrochen, und das Abbild des betrachteten Objekts entsteht vor der Netzhaut. Die Folge ist also eine Brechungsmyopie. Auch Eiweiß und Konservierungsstoffe erhöhen den Brechungsindex des Kammerwassers und letztlich auch den der Augenlinse und des Glaskörpers.

Brechungsmyopie

Bei Brechungsmyopien wird das Licht durch das Auge zu stark gebrochen, und das Bild entsteht (bei normaler Augenlänge) vor der Netzhaut. Dies kann verschiedene Ursachen haben. Zum einen kann die Augenlinse beim Blick in die Ferne nicht ganz flach sein und dadurch das Licht stärker brechen als gewöhnlich.

Augenlinse ist an den sogenannten Zonulafasern aufgehängt, die die Augenlinse mit einem ringförmigen Augenmuskel, dem sogenannten Ziliarmuskel, verbinden. Wenn der Ziliarmuskel sich anspannt, verringert er seinen Innendurchmesser. Dadurch lockern sich die Zonulafasern, die Augenlinse nimmt ihre entspannte, kugelige Form ein. Wenn der Ziliarmuskel sich entspannt, vergrößert er seinen Durchmesser, und die Zonulafasern ziehen die Augenlinse flach (Akkommodation). Wenn der Ziliarmuskel sich nicht komplett entspannen kann, wird die Augenlinse nicht ganz flach gezogen, und ihre Brechkraft ist stärker als gewollt. Ferne Objekte können nicht deutlich erkannt werden. Diese Art der Myopie trifft man häufig bei Personen an, die viel lesen, viel Zeit vor dem Bildschirm verbringen oder mit ähnlich anstrengender Naharbeit zu tun haben – z. B. bei Schülern oder Studenten, die pausenlos in die Nähe schauen und keinen Ausgleich dafür schaffen –, aber auch bei solchen, die sich nicht gut entspannen kön-

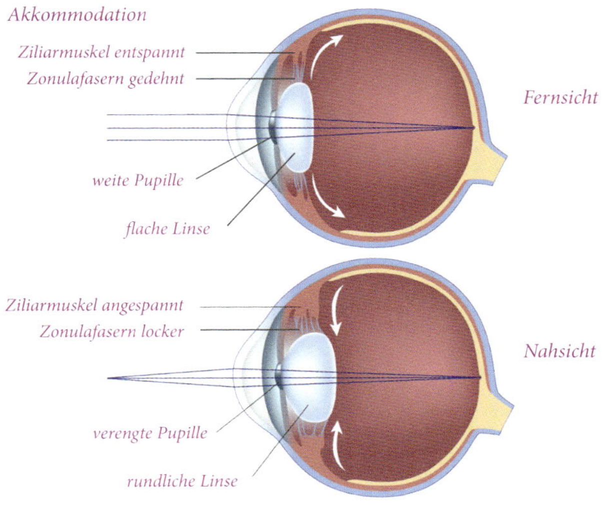

nen. Der Ziliarmuskel im Augeninneren verkrampft durch die einseitige Beanspruchung und kann sich nicht mehr gut lockern oder auf unterschiedliche Entfernungen einstellen. Bei Personen, die beruflich häufig vor dem PC sitzen, nennt man dieses Phänomen auch Blur-Vision-Syndrom. Die Einseitigkeit der Anforderungen an unsere Augen ist in unserer Gesellschaft drastisch gestiegen, weshalb diese Art der Myopie eine immer größere Rolle spielt. Durch sehr einfache, aber effektive Kurzübungen aus dem Augentraining können Sie dieser Fehlsichtigkeit nicht nur ideal vorbeugen, Sie bringen den Ziliarmuskel auch dazu, sich wieder schneller anzupassen und flexibel zu bleiben.

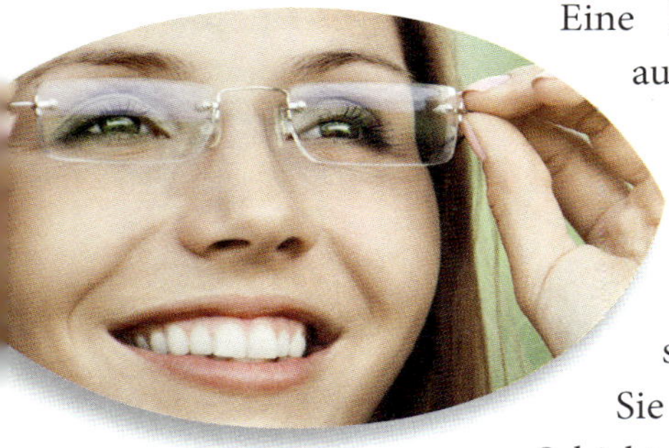

Eine Brechungsmyopie kann aber auch daher rühren, dass die Augenlinse in ihrer Struktur dichter geworden ist und somit das Licht stärker bricht. Sie können sich Ihre Augenlinse wie eine Zwiebel vorstellen. Sie besteht aus unterschiedlichen Schichten mit zum Linsenzentrum hin zunehmender Dichte. Zwischen diesen Schichten sammeln sich Stoffwechselendprodukte wie z. B. Eiweiße an. Diese sorgen dafür, dass die Dichte der Augenlinse zunimmt – und diese auch nicht mehr so klar und durchsichtig ist wie ursprünglich.

Brechungshyperopie

Bei einer Brechungshyperopie geht es im Prinzip immer darum, dass der Brechwert oder die Brechkraft des Auges nicht ausreicht, um ein fernes Objekt ohne Akkommodation auf die Netzhaut zu projizieren. Die Ursache hierfür kann bei allen lichtbrechenden Bestandteilen des Auges liegen. Eine zentrale Rolle nimmt hier die Hornhautvorderfläche ein, da sie – wie bereits erwähnt – etwa drei Viertel der Lichtbrechung übernimmt. Wenn wir davon ausgehen, dass bei einer Längenfehlsichtigkeit das Auge verformt wird, lässt sich daraus schließen, dass sich auch die Hornhautradien verändern. Stellen Sie sich einmal einen Luftballon vor. Wenn Sie diesen flach drücken, wird der Radius der Vorderfläche kleiner. Stellen Sie sich nun vor, ein Auge wird durch die äußere Augenmuskulatur in die Länge gezogen. Dadurch verringert sich der Radius der Vorderfläche des Auges, wo sich die Hornhaut befindet. Wird ihr Radius kleiner, wird das Licht noch stärker gebrochen, und das Bild entsteht vor der Netzhaut. Es liegt eine Kurzsichtigkeit vor.

Dasselbe geschieht bei einer Längenhyperopie. Durch die Stauchung des Augapfels vergrößert sich der Radius, die Hornhaut wird flacher. Auch dies können Sie sich wie bei einem Luftballon vorstellen: Wenn Sie seitlich an ihm ziehen, wird der Radius an der Vorderfläche größer. Das Licht wird an der Hornhaut nicht so stark gebrochen, und das Abbild eines Objekts entsteht hinter der Netzhaut. Das Auge wird weitsichtig.

Den Hornhautradius kann man mithilfe verschiedener optischer Geräte messen. Bei einem Auge ohne Fehlsichtigkeit beträgt er 7,8 mm. Liegt eine Kurzsichtigkeit vor, ist der Radius kleiner, liegt eine Weitsichtigkeit vor, ist er größer.

Sie verstehen nun, dass durch eine Längenfehlsichtigkeit auch unmittelbar eine Brechungsfehlsichtigkeit verursacht wird und es in der Regel keine reine Längenfehlsichtigkeit gibt.

Die Brechungshyperopie wird in den meisten Fällen durch eine zu flache Hornhaut verursacht, da die Hornhaut den größten Teil der Lichtbrechung übernimmt. Im Gegensatz zur Brechungsmyopie, die häufig durch die Augenlinse bewirkt wird, kann meines Erachtens eine Brechungshyperopie nicht von der Augenlinse herbeigeführt werden. Denn der Ziliarmuskel ist wohl kaum in der Lage, die Augenlinse »zu flach« zu ziehen. Zum einen ist die Augenlinse in ihrer Elastizität begrenzt, zum anderen muss sich der Ziliarmuskel entspannen, damit die Augenlinse gestreckt wird – er kann sich aber ja nicht mehr als voll entspannen. Daher gehe ich davon aus, dass eine Brechungshyperopie nicht durch eine zu geringe Brechkraft der Augenlinse entsteht.

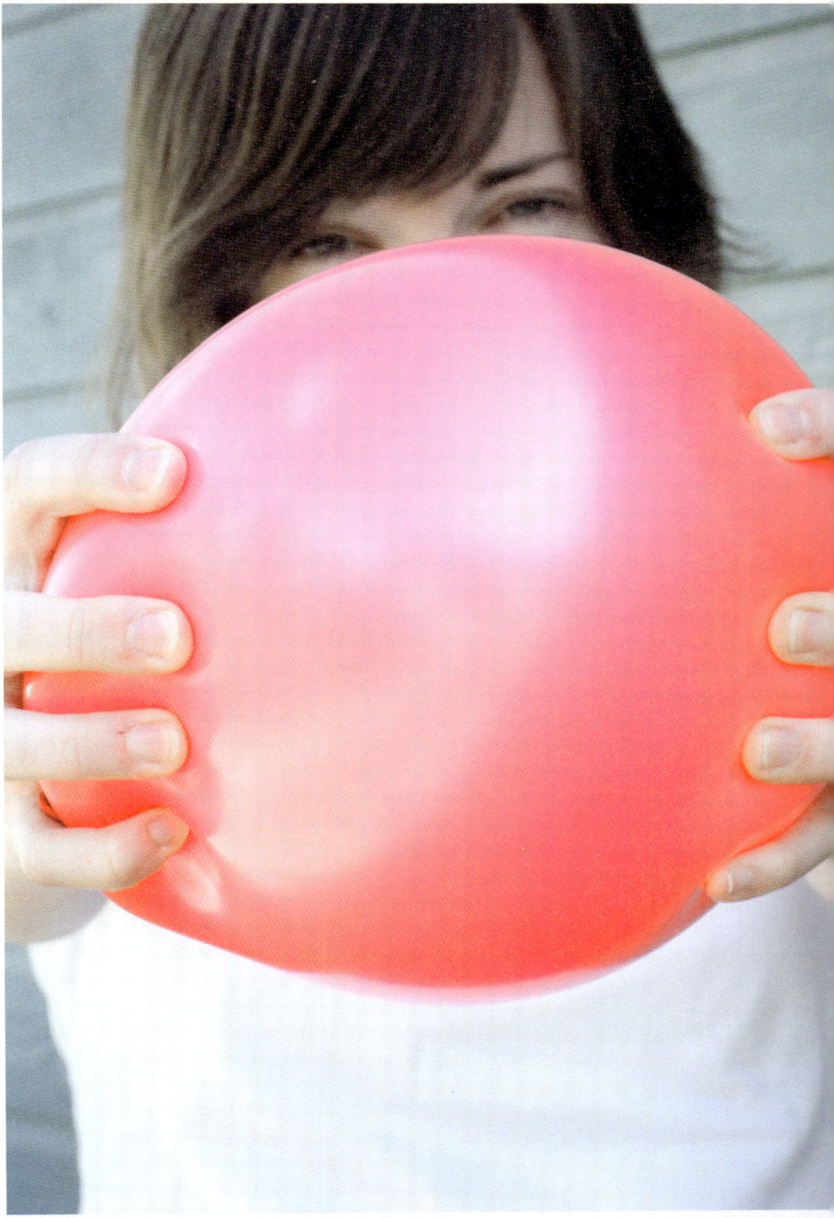

Emotionale Ursachen von Myopie

Die emotionale Ursache jeder Art von Myopie ist Angst. Diese kann sich unterschiedlich ausdrücken, etwa als Angst vor der Zukunft, davor, nicht mehr genügend Geld zu haben, vor Krankheiten, vor dem Älterwerden, davor, sterben zu müssen, davor, nicht gut genug zu sein, eine falsche Entscheidung zu treffen oder getroffen zu haben, davor, zu kurz zu kommen etc. Ein kleines Beispiel möchte ich Ihnen hier geben, das mir immer wieder begegnet und mich als Ex-Kurzsichtige stets schmunzeln lässt. Stellen Sie sich vor, Sie sind gerade im Urlaub oder machen einen Ausflug. Dort begegnen Ihnen mit Sicherheit mehrere Personen, die eine bestimmte Angst zur Schau tragen: die Angst, etwas zu verpassen. Um so viel wie möglich an Eindrücken mitzunehmen, wappnen sie sich mit einer Kamera und fotografieren alles, aber auch wirklich alles. Sie schießen möglichst viele Fotos von jeder noch so belanglosen Statue, um später alles noch einmal ansehen, erleben und genießen zu können. Nur leider verbringen sie 80 % des Ausflugs hinter der Linse. Im Kopf ist entweder schon das nächste Motiv oder aber sogar die erwartete Reaktionen derjenigen, denen die Bilder später gezeigt werden. Was unser Knipser jedoch verpasst, ist der gegenwärtige Moment, das Hier und Jetzt. Aber nur diesen einen Moment kann man erleben! Der Genuss, das Fühlen, das wahrhaftige Leben finden in diesem Augenblick statt. Später, zu Hause, ist es vorbei. Die Gefühle kann man im Nachhinein nicht mehr erleben, sie sind Vergangenheit. Als ich selbst noch zu den kurzsichtigen Brillenträgern zählte, hatte ich auch immer eine Kamera dabei. Urlaube und Ausflüge wurden »en masse« bildlich dokumentiert. Heute genieße ich jeden einzelnen Moment und schaue auch keine alten Fotos mehr an. Denn wenn ich mich mit der Vergangenheit beschäftige, kann ich nicht im Hier und Jetzt sein und wirklich leben. Eine Kamera habe ich nicht mehr dabei und auch gar kein Interesse daran, alles festzuhalten – denn letztlich kann man nichts festhalten, und man braucht es auch nicht. Natürlich kann man über das Anschauen von Fotos auch Gefühle aufkommen lassen, aber diese haben immer einen Beigeschmack von Sehnsucht nach Vergangenem. Wenn man die Angst, etwas zu verpassen, erst einmal umgewandelt hat, kann man jeden einzelnen Moment genießen. Man muss nicht von einem Ort zum anderen hetzen, um möglichst viel im Leben gesehen zu haben. Man kann ab und an einfach stillstehen und den Moment mit allen Sinnen bewusst genießen. Das ist viel erfüllender.

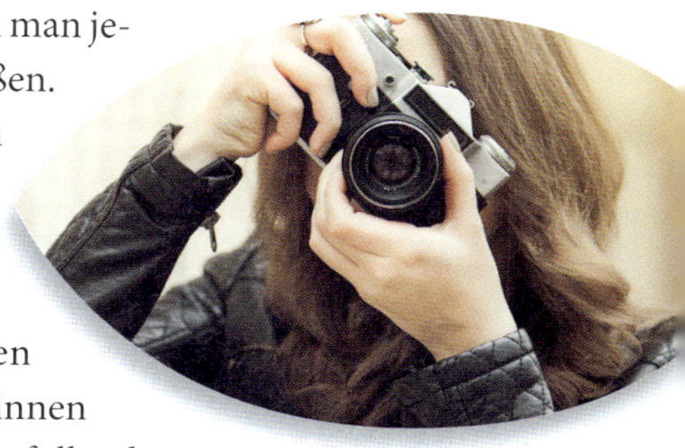

Ich möchte Ihnen ein weiteres Beispiel für ein »typisch kurzsichtiges Verhalten« geben. Wenn eine kurzsichtige Frau Mutter wird, plagen sie sehr viele Ängste: Zukunftsängste, Angst vor der Geburt, vor dem Stillen, davor, das Baby könnte sterben oder eine Krankheit bekommen. Die Folge ist, dass sie ihre Ängste auf das Kind überträgt, sowohl im Mutterleib als auch in dessen ersten Lebensjahren. Sie ist permanent in Sorge um ihr Kind, hat Angst, es könnte sich verletzen, mit irgendetwas anstecken, verloren gehen, sterben oder missbraucht werden. Diese Energie spüren Kinder. Sie vermittelt dem Baby das Gefühl, die Welt sei gefährlich – und häufig verhalten sich diese Kinder vorsichtiger, krabbeln erst später und sind in der Motorik nicht besonders geschickt. Häufig entwickeln sie dann ebenfalls eine Kurzsichtigkeit, denn da die Motorik nicht so gut entwickelt wird, bauen diese Kinder ihre Fähigkeiten im Nahbereich, mit Malen, Lesen, Schreiben etc., aus. Sie beschäftigen sich automatisch mit »weniger gefährlichen Dingen«. Dadurch, dass die Kinder ebenfalls eine Kurzsichtigkeit entwickeln, wird der weitverbreitete Glaubenssatz bestätigt, Fehlsichtigkeiten seien vererbbar. Das ist Unfug. Keine Augenkrankheit und auch keine Fehlsichtigkeit wird genetisch weitergegeben.

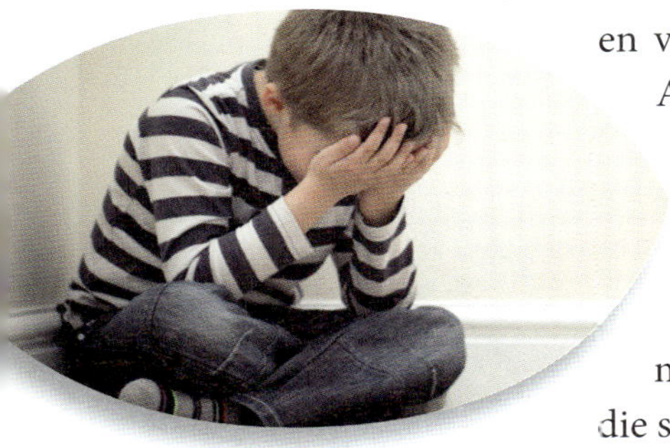

Eltern und Kinder haben gemeinsame Themen im Leben, die sie bearbeiten möchten. Deshalb werden die Kinderseelen von den Eltern bzw. Familien angezogen, die am besten zu ihrer Entwicklung passen, zu deren Entwicklung sie aber auch am meisten beitragen können. Alle Personen sind miteinander verbunden. Wie verstrickt wir alle sind, ist den meisten gar nicht bewusst. Stellen Sie sich vor, dass zwischen Ihnen, Ihren Eltern, Ihren Kindern, Ihren Geschwistern, Ihren Ahnen und allen Personen, denen Sie jemals in Ihrem Leben (und den vorangegangenen Inkarnationen) begegneten, Verbindungen gewachsen sind. Sie können sich dies als ein für unsere physischen Augen nicht sichtbares Netz vorstellen. Über dieses tauschen wir Energie aus. Liebevolle Energien stärken, destruktive Energien (z. B. Ängste oder

Wut) hingegen schwächen die Personen, mit denen wir auf diese Weise verbunden sind. Liebevolle Energien fühlen sich warm bis heiß an, angstvolle Verbindungen hingegen kühl oder auch eiskalt.

Kurzsichtige sind in der Regel sehr feinfühlig. Da sie als Kind das Glaubensmuster bildeten, dass die Welt gefährlich ist, sind gewisse Ängste ihnen nahezu »in Fleisch und Blut« übergegangen und zu angstvollen Bindungen geworden. Ist ein Kurzsichtiger noch nicht auf dem spirituellen Weg, beeinflussen ihn destruktive Nachrichten der Massenmedien. Da im Fernsehen und in Zeitungen hauptsächlich über Gefahren und Gewalt berichtet wird, fühlt sich der Kurzsichtige in seinem Weltbild bestätigt. Die Ängste um die Zukunft werden immer größer. Auch solche Nachrichten lassen angstvolle Bindungen entstehen, die feinfühligen Personen viel Energie rauben. In der Folge ziehen diese sich noch weiter in ihre eigene, »sichere« Welt im privaten Umfeld zurück. Die Augenmuskeln zerren noch stärker an den Augäpfeln und verformen diese weiter. Die Kurzsichtigkeit nimmt zu. Wichtig ist es nun, dass diese angstvollen Bindungen durchtrennt werden, damit sich die Personen von diesen destruktiven Energien befreien können. Denn häufig sind die Ängste gar nicht die eigenen. Sie sind übernommen worden und werden nun gelebt.

Nun sollte nicht jeder Kurzsichtige die Ursachen seiner Ängste bei seinen Eltern suchen. Zwar wird jeder Mensch stark von seinen Eltern geprägt, jedoch sucht er sich auch genau die Eltern aus, die ihm gewisse Erfahrungen ermöglichen. Alles hat seinen Sinn und ist perfekt arrangiert, damit die Entwicklung so verlaufen kann, wie dies der Mensch bzw. sein seelischer Kern benötigt.

Durch die starken Energien, die Angst und Sorgen hervorbringen, treten letztlich genau solche Ereignisse in das Leben von Kurzsichtigen, denen jene galten. Denn Gedanken gepaart mit starken Emotionen (positiven oder negativen), ziehen das ins Leben, worauf ihre Energie gerichtet wurde. Die Angst der Eltern davor, das Kind könnte eine ansteckende Krankheit bekommen, zieht genau dies an. Solche Eltern drücken Ihre Zuneigung durch Angst aus, sind überbesorgt und wollen ihr Kind vor jeglicher Krankheit bewahren – und das Gegenteil tritt ein. Häufig geraten die Kinder von einer ansteckenden Infektion zur nächsten. Dann wird – aus dem Nichtwissen der Eltern heraus – das Kind auch noch eines zu schwachen Immunsystems beschuldigt. Kurzsichtige kreieren sich eine Welt der Schrecken. Was sie aus den Massenmedien erfahren, schürt ihre Angst, und die Welt ist in ihren Augen bedrohlich. Um sich vor dieser Negativität zu schützen, ziehen sie sich häufig zurück. Sie leben nach dem Motto »my home is my castle«. Dies zeigt sich auch im Sehen. Der Kurzsichtige sieht in der Ferne verschwommen und in der Nähe klar. Er zieht seine Sicht auf sich selbst und die nahe Umgebung zurück. Wie gesagt, sind Kurzsichtige oft feinfühlig und mitfühlend. Allerdings fällt es ihnen dann schwer, sich in der vermeintlich bösartigen Welt zu behaupten und zu sein, wie sie wirklich sind. Daher wirken viele Kurzsichtige zurückhaltend oder schüchtern. Da sie häufig sehr intelligent sind, bekommen Sie zudem den Stempel »arrogant« aufgedrückt. Dabei versucht der Kurzsichtige nur permanent, sich nicht anmerken zu lassen, wie groß seine Angst ist. Er möchte sich selbst beweisen, dass er liebenswert ist – obwohl er das tief im Inneren selbst nicht glaubt. Dies löst wiederum Angst aus: davor, die Mitmenschen könnten diese »Schwäche« entdecken oder er könnte jemanden mit dieser Art verletzen und würde dann nicht mehr geliebt.

Von außen betrachtet wirkt dieses Verhalten komisch, und die Mitmenschen reagieren entsprechend darauf. Der Kurzsichtige bekommt genau das gespiegelt, was er eigentlich gerade nicht möchte.

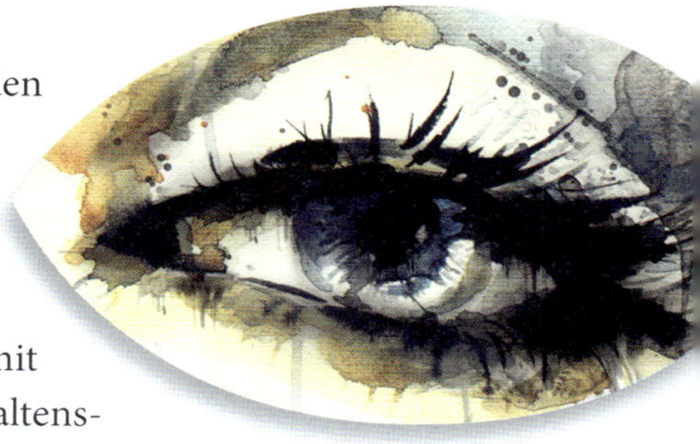

Umso wichtiger ist es für jeden Kurzsichtigen, herauszufinden, wovor er Angst hat. Wenn Sie eine Kurzsichtigkeit haben, bitte ich Sie an dieser Stelle, eine Liste zu erstellen mit Dingen, Ereignissen und Verhaltensweisen, die Ihnen Angst machen, oder die sogar regelrechte Phobien (z. B. Spinnenphobie) auslösen. Stellen Sie sich diesen Dingen, denn es bringt nichts, Ängste zu ignorieren und zu unterdrücken. Sie werden dadurch nur in schwierigen bzw. herausfordernden Lebenslagen auf andere Dinge projiziert.

Nehmen Sie sich ruhig ein paar Stunden Zeit für dieses Thema. Schauen Sie ganz in Ruhe, wie viele Ängste in Ihnen stecken.

Nachdem Sie nun eine erste Bilanz gezogen haben, ist Ihnen vermutlich bewusst geworden, dass es eine Menge gibt, wovor Sie sich fürchten. Vielleicht wollen Sie dies nicht so gern zugeben. Das ist völlig normal, wer will das schon? Aber in diesem Moment, in dem Sie dieses Buch lesen, sind Sie ganz für sich allein. Sie brauchen sich also nicht zu schämen.

Woher kommen die Ängste?

Angst entsteht immer aus mangelndem Vertrauen. Eine kurzsichtige Person traut nur sich selbst und ihren eigenen Leistungen. Somit tut sie sich auch schwer damit, Teamgeist zu entwickeln oder Verantwortung abzugeben. Denn dies würde bedeuten, die Kontrolle zu verlieren. Lieber überarbeitet sie sich, als um Hilfe zu bitten. Zum einen möchte sie nicht riskieren, dass ein anderer eine Schwäche erkennt, zum anderen würde es sowieso niemand in ihrem Sinne richtig machen. Kurzsichtige sind in der Regel Perfektionisten, das Beste ist für sie gerade gut genug! Da sie meist auch intelligente Menschen sind, setzen sie alles daran, die bestmögliche Leistung zu erbringen. Nur so haben sie das Gefühl, alles unter Kontrolle zu haben. Verantwortung abzugeben würde bedeuten, dass sie sich ihren unterdrückten Ängsten aussetzen müssten – lieber machen sie alles allein. Auch dies ist ein großes Thema: sich allein fühlen. Vielen Kurzsichtigen geht es so – es könnte sogar ihre Grundthematik sein. Denn ohne Vertrauen in das Leben, in die Mitmenschen und letztlich in den eigenen Lebensplan, die eigene Lebensaufgabe, befinden sie sich permanent in einem Kampf. Kennen Sie den Ausspruch »Der Schrecken sitzt mir noch im Nacken«? Angst sorgt dafür, dass sich die Schultermuskulatur verspannt, denn man nimmt eine kämpferische

Haltung ein. Wenn man um etwas kämpfen muss, glaubt man, davon getrennt zu sein. Diese Überzeugung lässt den kämpferischen Kurzsichtigen immer wieder Situationen kreieren, in denen er sich getrennt und allein fühlt. Sogar inmitten einer großen Gesellschaft fühlt er sich meist sichtlich unwohl. Entweder wird er ganz still, zieht sich zurück und spricht nur vereinzelt mit anderen, oder aber er versucht, seine Ängste zu überspielen, und zieht eine Show ab. Nimmt sich der Kurzsichtige zurück und spricht nur mit »seinesgleichen«, wird dies oft als Arroganz oder Überheblichkeit gedeutet, und die anderen reagieren mit Ausgrenzung. Es kann zu einem Teufelskreis werden.

DIE MITTE-ÜBUNG

Diese Übung dient der Zentrierung. Sie können sie immer anwenden, wenn Sie das Gefühl haben, dass eine Situation oder eine Person Sie aus Ihrer Mitte bringt. So können Sie Schwierigkeiten leichter meistern und brauchen nicht in eine kämpferische Haltung zu gehen. Das entspannt die Schultern und den Nacken.

Stellen Sie sich gerade, aber bequem hin. Die Knie sind locker, die Augen geöffnet. Legen Sie Ihre Hände übereinander auf Ihre Körpermitte.

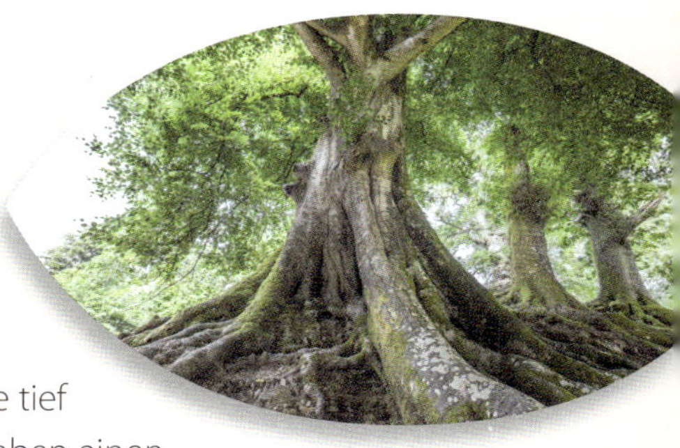

Stellen Sie sich vor, wie Ihre Füße tief in der Erde verwurzelt sind. Sie haben einen wunderbaren Halt, einen sicheren Stand, und Sie haben Vertrauen in die Erde. Sie spüren die Verbindung zu ihr.

Jetzt spüren Sie auch die Verbindung zum Himmel. Sie empfinden Weite, Freiheit, Leichtigkeit, Unendlichkeit.

Ihr Atem geht nun zu Ihren Händen. Auch Ihre Gedanken und Gefühle befinden sich in Ihren Händen, in Ihrer Mitte.
Sie sind jetzt in Ihrer Mitte.

Machen Sie diese Übung 7 Tage lang täglich. Anschließend brauchen Sie in schwierigen Situationen nur noch die Hände auf Ihre Körpermitte zu legen und »meine Mitte« zu denken – schon sind Sie wieder zentriert.

SCHULTER-NACKEN-ENTSPANNUNG

Eine gelockerte Körpermuskulatur ist entscheidend für ein entspanntes Sehen. Eine besondere Bedeutung kommt dabei der Schulter- und Nackenregion zu, denn wenn diese verkrampft ist, wird das Sehzentrum am Hinterkopf nicht richtig durchblutet.

Greifen Sie mit der rechten Hand in die Muskeln der linken Schulter- und Nackenpartie. Wandern Sie mit massierenden Bewegungen den gesamten Bereich ab. Stützen Sie den rechten Ellbogen dabei mit der linken Hand ab.

Anschließend massieren Sie mit der linken Hand die Muskeln der rechten Schulter- und Nackenpartie.

Nachdem nun beide Schulterpartien gelockert wurden, legen Sie Ihre beiden Mittelfinger ca. 1 cm jeweils rechts und links neben den untersten Halswirbel. Kreisen Sie für einige Sekunden sanft mit den Fingerspitzen. Danach streichen Sie die gelöste Anspannung nach vorn aus.

Verfahren Sie auf diese Weise mit allen sieben Halswirbeln, von unten nach oben.

Zum Abschluss legen Sie beide Hände auf den Hinterkopf (Sehzentrum) und atmen tief ein. Dann nehmen Sie die Hände vom Kopf und atmen aus. Wiederholen Sie diese Atemübung 3 Mal.

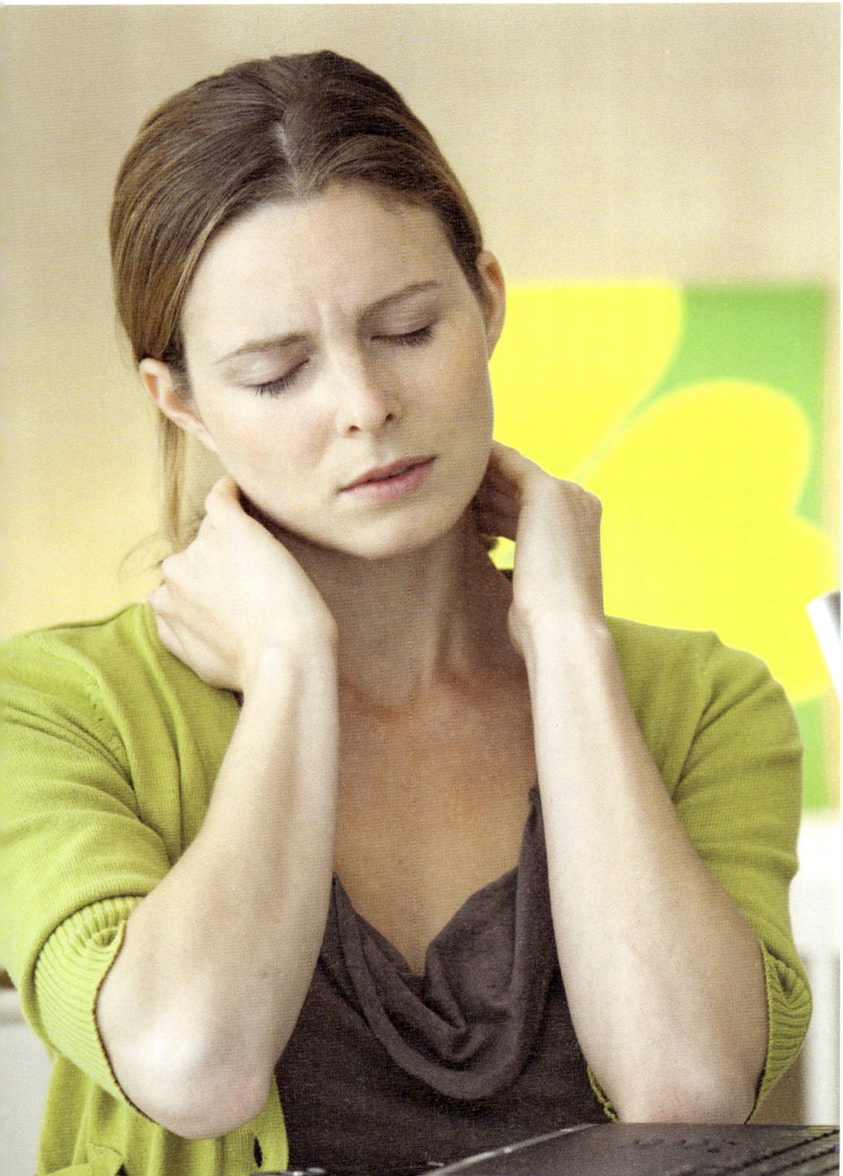

Die tief sitzende, nicht definierbare Angst lässt Kurzsichtige oft recht »steif« wirken. In der Regel sind sie wirklich nicht so gelenkig und sportlich. »Pass auf, dass du dir nichts tust!« – wie oft musste sich ein Kurzsichtiger diesen Satz wohl in seiner Kindheit anhören? Dadurch wurde ihm schon permanent suggeriert, dass die Welt gefährlich ist. Das Vertrauen in den eigenen Körper wurde geschwächt, er wurde vorsichtiger und konnte nicht mehr so ungehemmt spielen und sich frei bewegen. Dieses Defizit verstärkt sich im Laufe des Lebens, und der erwachsene Kurzsichtige wirkt schließlich steif und kühl. Schon in der Kindheit erlebt der Kurzsichtige häufig Kränkungen, z. B. beim Ballspielen, weil er Angst davor hat, vom Ball getroffen zu werden oder den Ball nicht fangen zu können – und ausgelacht zu werden. Beim Völkerball wird er immer als Letzter in eine Gruppe gewählt. Wieder bekommt der Kurzsichtige das Gefühl, nicht dazuzugehören. Das ist eine oft sehr prägende Erfahrung, die sich später in vielen Situationen widerspiegelt, bis er aus innerer Überzeugung heraus lernt, dass an ihm nichts falsch ist. Das Thema der Selbstliebe ist zentral, um das Muster zu durchbrechen. Der Kurzsichtige bringt ein Gefühl des Nichtdazugehörens mit in die Welt und wird dieses so lange erfahren, bis er es loslässt. Schafft er es, sich selbst anzunehmen, ohne sich durch seine hohen Idealvorstellungen selbst zu kritisieren, wirkt sich dies auch auf seine Mitmenschen aus. Er braucht sich dann nicht mehr selbst auszugrenzen und auch keine Ausgrenzungen mehr von anderen Personen zu ertragen. Nun benötigt er keinen intellektuellen Ausgleich mehr für die Ausgrenzungen und kann

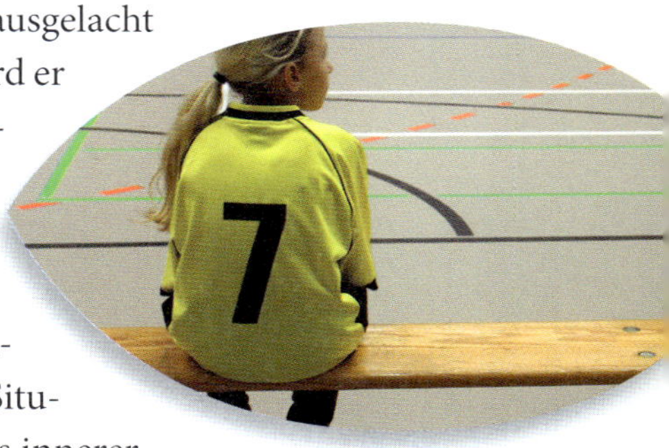

aufhören, zu versuchen, immer der Beste zu sein. Er erkennt, dass sein Verhalten sowohl im Berufsleben als auch in der Familie darauf gegründet war, die schlummernden Ängste kleinzuhalten und Anerkennung und Bestätigung in der Außenwelt zu suchen. Selbstliebe ist der Schlüssel – und Vertrauen in den Prozess des Lebens, darauf, dass es einen Plan und eine Lebensaufgabe für jeden hier auf Erden gibt.

Kurzsichtige, die sich mit Spiritualität beschäftigen, können dadurch viele Ängste aufheben: vor dem Tod, einer Krankheit, einem Unfall, dem Schicksal. Eigentlich hätten sie die Chance, wieder klar und deutlich – angstfrei – in das Leben zu blicken. Häufig erlebe ich jedoch, dass spirituelle Kurzsichtige ihre unnötigen Sorgen und Ängste zwar erkennen, diese aber nicht lösen. Statt sich in ihre eigenen vier Wände zurückzuziehen, um sich ihren Ängsten nicht stellen zu müssen, flüchten sie in geistige Welten. Ihre mangelnde Verwurzelung und ihr Glaube, dass die Erde gefährlich ist, veranlassen sie dazu, sich die Welt schönzureden. Weit entfernt von der Realität umgibt der Kurzsichtige sich mit Engeln und aufgestiegenen Meistern – und verliert jegliche Bodenhaftung. Grundsätzlich ist nichts gegen die Beschäftigung mit diesen Wesenheiten zu sagen, spirituelles Wachstum ist wichtig und sollte das Ziel eines jeden Menschen sein. Doch wenn der Umgang mit Engeln der Flucht vor der Wirklichkeit dient, ist er unangemessen. Das wird zum Problem. Der Kurzsichtige baut sich eine Traumwelt auf, damit er die Realität nicht mehr ertragen muss. Doch wie ein Baum nur hoch wachsen kann, wenn er gute Wurzeln hat, so kann ein Mensch nur so weit wachsen, wie es seine Erdung zulässt – sonst kommt er zu Fall. Fest verankert mit der materiellen Welt Spiritualität zu leben, ist sicherlich eine der größten Herausforderungen, die es gibt!

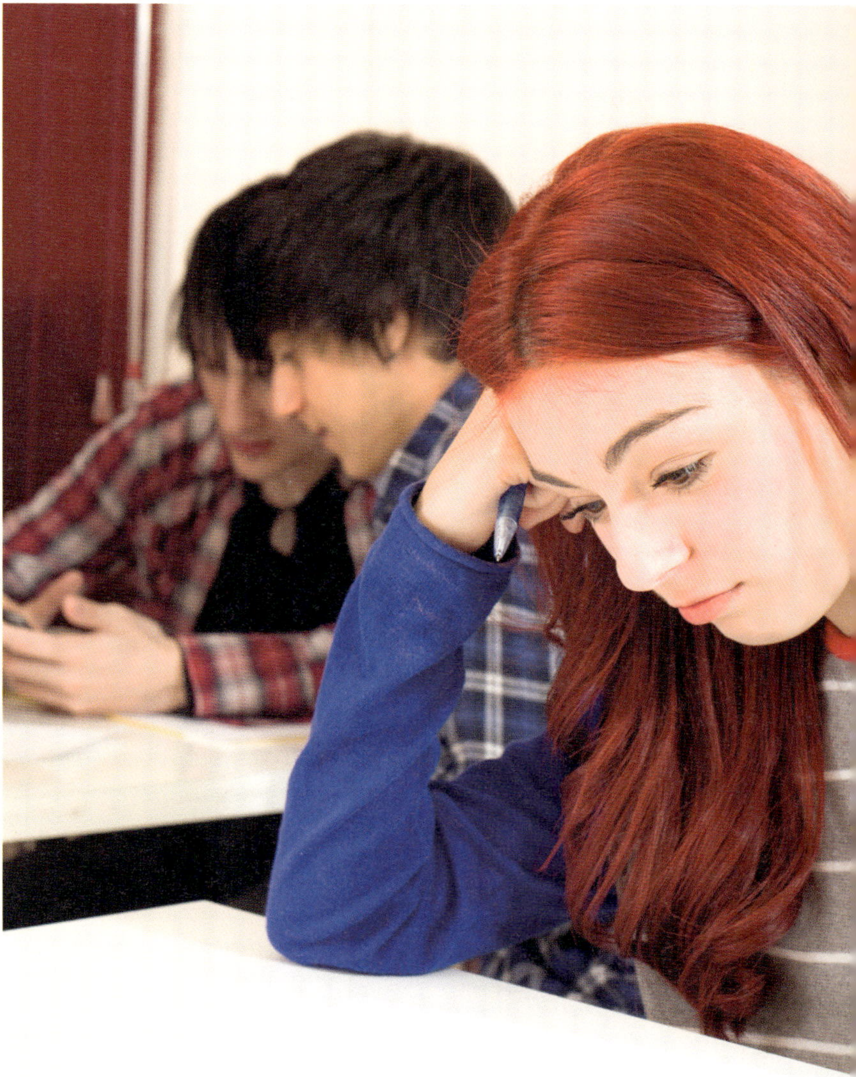

Kurzsichtige flüchten aber auch gern in andere Scheinwelten wie das Internet, Computerspiele, das Fernsehen oder das Lesen. Hier fühlen sie sich sicher. Hier können sie ihre Stärken ausleben, ohne mit ihren Schwächen konfrontiert zu werden.

Klären von Ängsten und Verstrickungen

Wenn Sie sich persönlich weiterentwickeln, ihren Zugang zur Spiritualität entdecken und neue Wege gehen, kann es passieren, dass anderen Personen Sie dabei aufhalten möchten. Sie werden regelrecht von dem unsichtbaren Netz »festgehalten«. Deshalb ist es wichtig, dass Sie sich regelmäßig von destruktiven Schnüren befreien, die Ihrem Energiefeld nicht mehr dienen und Sie am Vorwärtsgehen hindern. Auch Glaubenssätze und Glaubensmuster über das Leben, sich selbst oder die Mitmenschen können Ihr Wachstum hemmen. Angstvolle Energien und schwere Energien sowie Glaubensmuster können Sie ganz einfach durchtrennen. Entweder sprechen Sie dazu einen Satz, der öfter wiederholt werden sollte – eine sogenannte Affirmation. Oder Sie bitten einfach die Geistige Welt um Unterstützung.

Wer sich bislang noch nicht mit Metaphysischem auseinandergesetzt hat, denkt jetzt vielleicht: »Also doch alles esoterischer Quatsch« – und legt das Buch zur Seite. Vielleicht hätte ich früher ähnlich gedacht, deshalb habe ich Mitgefühl für solch ein Verhalten bzw. solch eine Denkweise. Auch dahinter verbirgt sich lediglich Angst. Um derartige Zweifel zu zerstreuen, schreibe ich möglichst ausführlich und deutlich über alle Zusammenhänge unseres Sehvermögens mit sichtbaren und unsichtbaren Dingen. Wenn Sie selbst erst einmal erlebt haben, wie befreiend es sein kann, den Glauben an Übersinnliches zuzulassen, werden Sie vielleicht verstehen, warum ich es in dieses Buch mit aufnehme. Ich möchte auch gar nicht zu tief darauf eingehen. Wenn Sie an diesen Themen interessiert sind, finden Sie eine Fülle von Büchern darüber. Ich möchte nur Ihre Aufmerksamkeit in diese Richtung lenken.

Mit der folgenden Übung können Sie sich von nicht mehr benötigten Bindungen lösen, um Ihr Wachstum zu begünstigen. (Und keine Sorge – es lösen sich nur Bindungen, die nicht auf Liebe aufbauen und die nicht mehr benötigt werden.)

- Schaffen Sie sich einen gemütlichen Platz. Wenn Sie mögen, zünden Sie eine Kerze an.
- Legen Sie sich hin, und bitten Sie Erzengel Michael und Erzengel Raphael herbei.
- Danken Sie den beiden Engeln für ihre Hilfe und Unterstützung.
- Bitten Sie Erzengel Michael darum, alle Bindungen zu durchtrennen, die Sie mit Personen, Glaubensmuster oder Situationen haben, die Ihnen nicht mehr dienen.
- Fühlen Sie in Ihren Körper hinein. Manchmal kann man direkt spüren, wie Erzengel Michael arbeitet.
- Wenn Sie das Gefühl haben, seine Arbeit ist beendet, dann danken Sie ihm erneut.
- Bitten Sie nun Erzengel Raphael darum, die Enden dieser Schnüre im unsichtbaren Netz zu verschließen und Sie mit seinem Heilungslicht zu versorgen.
- Sobald Sie das Gefühl haben, dass auch diese Arbeit vollendet wurde, danken Sie erneut, und verabschieden Sie sich von den beiden himmlischen Helfern.

Engel und geistige Wesen kommen immer, wenn man sie ruft. Sie stehen uns zur Seite und helfen sehr gern – wenn sie die Erlaubnis von uns erhalten. Leider kann ich die Engel nicht sehen, aber ich spüre ihre Energie. Manchmal rufe ich abends mit meiner kleinen Tochter einen der Engel, und wir bitten gemeinsam um Heilung oder um Schutz. Ich habe mir angewöhnt, die Engel drei Mal zu rufen. Meine Tochter ermahnt mich immer beim zweiten Mal und sagt: »Mama, der ist doch schon da!« Es freut mich dann, zu hören, dass die Engel sofort zu uns kommen. Sie dienen uns sehr gern.

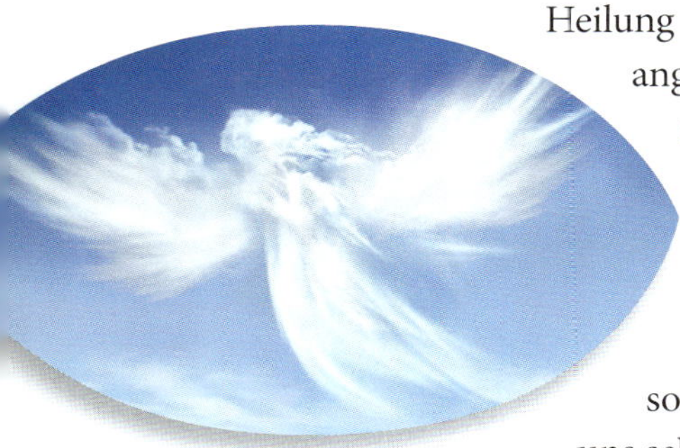

Selbstverständlich ist diese Übung auch bei Weitsichtigkeit hilfreich. Grundsätzlich hilft sie jedem, sich von negativen, destruktiven Energien zu befreien. Und auch der Weitsichtige trägt destruktive Energien mit sich herum, die mithilfe der Engel geklärt werden können.

Wenn Sie kein Vertrauen in die höheren Wesen haben, können Sie sich auch selbst von den niederen Energien lossprechen. Sprechen Sie, sooft es Ihnen möglich ist, folgende Worte.

»Ich, (Ihr Name), löse mich von allen destruktiven und niederen Energien in meinem Wesen.«

Wiederholen Sie diesen Satz (oder eine ähnliche Formulierung) so lange, bis Sie eine Veränderung fühlen. Manchmal kommt es erst einmal zu einer gefühlten Verstärkung dieser destruktiven Energien. Doch das täuscht, denn durch diesen Satz werden die niederen Energien aus Ihrem System verbannt – manchmal zeigen Sie sich einfach noch einmal, bevor sie endgültig gehen.

Emotionale Ursachen von Hyperopie

Hinter Weitsichtigkeit verbergen sich Aggressionen. Diese äußern sich in Form von Widerstand und Zorn. Der Weitsichtige trägt diese Gefühle tief in sich, meist ohne zu wissen, woher sie kommen. Er ist nicht zufrieden, und um sich mit dieser inneren Unruhe nicht beschäftigen zu müssen, wendet er sich der Außenwelt zu. Er verfällt häufig in Aktionismus und versucht, die innere Unausgeglichenheit durch so viel Ablenkung wie möglich zu übertünchen. Von Natur aus ist er ein geselliger Mensch. In seinem Gegenüber findet er die Fläche, auf die er die eigene Wut projizieren kann. Da sich der Weitsichtige lieber mit den Fehlern anderer auseinandersetzt als mit sich selbst, bieten ihm seine Mitmenschen ein »willkommenes Fressen«. Er analysiert ihr Verhalten und reagiert häufig ungehalten darauf. Grundsätzlich bieten Vorschläge, die der Weitsichtige von Mitmenschen erhält, ihm immer Gelegenheit, zu meckern, Widerstand zu leisten und zu rebellieren. Erst später merkt der Weitsichtige, dass sie vielleicht doch irgendwie sinnvoll waren – aber das würde er niemals zugeben. Schließlich muss die innere Wut, das Gefühl, verletzt worden zu sein oder ungerecht behandelt zu werden, zum Ausdruck gebracht werden. Der Weitsichtige ist in der Regel gar nicht daran interessiert, sich verständnisvoll auf seine Mitmenschen einzulassen. Man könnte manchmal denken, Mitgefühl fehle ihm vollkommen. Dem ist aber gar nicht so. Nur fühlt sich der Weitsichtige generell gekränkt und infrage gestellt. Um da-

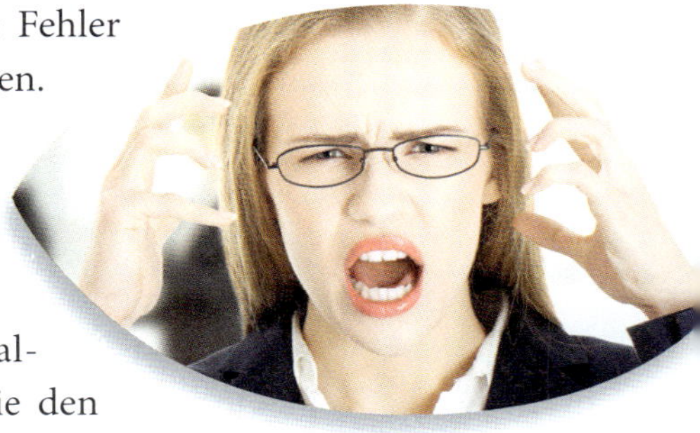

von abzulenken, sucht er die Fehler immer bei seinen Mitmenschen. Für ihn wäre es von Vorteil, seine Mitmenschen als Spiegel zu sehen. Denn die Welt zeigt uns immer unser Inneres. Genau die Dinge, Verhaltensweisen und Ereignisse, die den Weitsichtigen in Rage bringen, möchte er in seinem eigenen Leben nicht anschauen. Überhaupt würde er sich am liebsten nicht mit sich selbst auseinandersetzen. Viel zu schnell müsste er erkennen, dass es dort einige Dinge gibt, die nicht in Ordnung sind. Das wäre unbequem, also schaut er sich lieber die Probleme anderer Personen an und kritisiert deren Verhalten. Auf diese Weise kann er von sich ablenken und sich in ein besseres Licht rücken. Auf den ein oder anderen wirken Weitsichtige durch ihre ungehaltene Art etwas ruppig. So ziehen sich die meisten Kurzsichtigen lieber vor Weitsichtigen zurück. Allerdings führt dies den Weitsichtigen nicht dazu, über das eigene Verhalten nachzusinnen. Für Weitsichtige ist es daher sinnvoll, sich ein Ventil für die innere Wut zu suchen, Kampfsport oder Ähnliches zu betreiben. So können sie die angestaute Energie, die sich im »zu kurzen« Augapfel ausdrückt, abbauen.

Wenn Sie eine Weitsichtigkeit haben, schreiben Sie einmal alles auf, was Sie in Rage bringt. Das können Personen, aber auch alle Umstände oder Ereignisse sein. Eigentlich machen Personen oder Ereignisse einen gar nicht wütend, aber man geht in Resonanz mit ihnen, sodass alte Erinnerungen an Ereignisse wach werden, die man in diesem Moment aber nicht zuordnen kann.

Um diesen Ursachen auf den Grund zu gehen, überlegen Sie, welche Eigenschaften an den Personen auf Ihrer Liste Sie wütend reagieren lassen. Nehmen Sie auch die Situationen auseinander, in denen Sie in Rage geraten. Erforschen Sie, was genau Sie stört.

Vielleicht möchten Sie ab heute ein kleines Tagebuch führen. Schreiben Sie auf, wann Sie wie reagiert haben. Versuchen Sie, ehrlich zu bleiben, und werten Sie Ihre Spiegelbilder, Ihre Mitmenschen, nicht ab.

Sie kennen bestimmt den Ausspruch aus der Bibel: »Warum siehst du den Splitter im Auge deines Bruders, aber den Balken in deinem eigenen Auge bemerkst du nicht? (Lk 6,41)« Wie passend ist er beim Weitsichtigen! Denn dieser möchte sich grundsätzlich nicht mit den eigenen Schatten befassen. Lieber unterdrückt er die inneren Dämonen. Nur leider kommen die immer wieder zum Vorschein und manifestieren sich in den Handlungen seiner Mitmenschen. Erkennen Sie sich in dieser Beschreibung wieder? Ihre Schatten sind genau die Verhaltensweisen, die Sie gerade betrachtet haben. Vielleicht wehren Sie sich gegen diese Behauptung. Das ist verständlich, denn es kann sehr wehtun, sich mit den eigenen dunklen Seiten zu beschäftigen. Schließlich haben Sie sie aufgrund zahlreicher unangenehmer Ereignisse in den Schatten verbannt.

Nun damit konfrontiert zu werden, schmerzt zunächst – bringt Sie aber letztlich ein Stück näher zu sich selbst und hilft, den Blick, den Sie lieber in die Ferne richten, wieder in die Nähe zu holen.

Woher kommen die Aggressionen?

Ich möchte das Thema Aggression von verschiedenen Perspektiven aus beleuchten. Denken Sie einmal an ein Ereignis, das Sie völlig in Rage gebracht hat. Nun lassen Sie dieses wie einen Film noch einmal kurz vor Ihrem inneren Auge ablaufen. Doch einen Hinweis möchte ich Ihnen vorher geben: Wenn man an etwas Vergangenes denkt, was man als nicht positiv empfunden hat, dann verstärkt man die negative Energie dieses Ereignisses. Dies geschieht aber nicht, wenn man zwei Punkte an der Stirn berührt. Diese Punkte werden auch ESR-Punkte genannt. (Emotional Stress Release). Dadurch kann man ein Erlebnis noch einmal Revue passieren lassen, ohne dass man es erneut manifestiert. Wir sind die Schöpfer der Situationen in unserem Leben.

Alles, was Sie heute denken und vor allem fühlen, kehrt irgendwann wie ein Bumerang zu Ihnen zurück. Vielleicht kennen Sie den Ausspruch: Man erntet, was man sät! Wenn Sie also permanent in der Vergangenheit graben und die alten negativen Emotionen durchleben, werden Sie immer wieder in Situationen geraten, die dieselben Gefühle in Ihnen auslösen. Deshalb ist es wichtig, die Vergangenheit ohne Emotionen anzusehen. Dies können Sie mithilfe

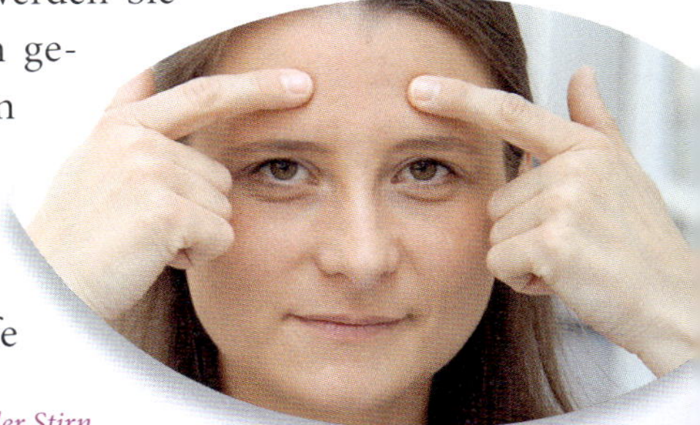

Die ESR-Punkte auf der Stirn

des Haltens der ESR-Punkte verhindern. Diese sehr wirksame Technik kommt aus der Kinesiologie.

Wenn Sie nun ein Ereignis gefunden haben und – während Sie die ESR-Punkte halten – daran zurückdenken, erkunden Sie doch einmal Ihr Gefühl. Warum waren Sie wütend? Wer hat Sie dazu gebracht, wütend zu werden? Welcher Aspekt des Ereignisses war es, auf den Sie wütend reagiert haben?

Fürchteten Sie vielleicht, nicht zu »Ihrem Recht« zu kommen, hintergangen zu werden, etwas nicht zu bekommen, was Ihnen eigentlich zustand? Empfanden Sie Neid, Eifersucht? All diese Gefühle führen dazu, dass man wütend wird. Eventuell hatten Sie sich eine Situation auch anders vorgestellt, als sie dann in der Realität eintraf, und fühlten sich betrogen – von Ihren Mitmenschen, vom Wetter, von einer Firma, von Ihrem Chef, Ihrem Partner/Ihrer Partnerin, Ihren Eltern …

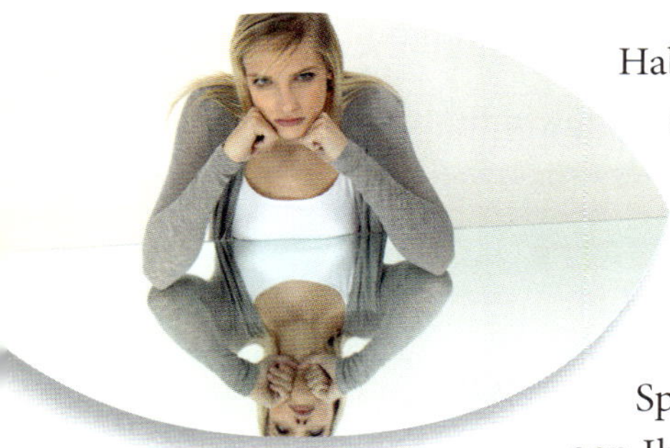

Haben Sie sich erkannt? Sie fühlen sich vom Leben oder Ihren Mitmenschen nicht fair behandelt, und das macht Sie sauer. Erinnern Sie sich immer daran, dass Ihre Umwelt nur ein Spiegel ist. Ihre Mitmenschen zeigen Ihnen einen Teil, den Sie an sich selbst nicht akzeptieren können. Sie würden ihn lieber komplett verdrängen. Dieser Teil heißt: Urteilen!

Sie selbst urteilen über Menschen, ohne deren »Geschichte« zu kennen. Sie wissen nicht, warum sich jemand anders verhält, als

Sie es in der Situation tun würden. Doch jeder Mensch reagiert aufgrund gewisser Erfahrungen, die er in seinem Leben gemacht hat, so, wie er es tut. Ob es positive oder negative Erfahrungen waren, spielt dabei überhaupt keine Rolle. Auch nicht, ob er recht hat oder nicht. Aber wenn ein Verhalten Sie wütend macht, dann gehen Sie in Resonanz damit. Sie tragen einen ungelösten Konflikt in sich, der Sie so reagieren lässt. Andernfalls könnten Sie gelassen danebenstehen. Vielleicht bringen Sie nun sogar meine Worte in Rage. Das ist großartig! – Sie gehen in Resonanz. Es ist für einen Weitsichtigen völlig normal, dass er zunächst in Widerstand tritt – bis er irgendwann zur Einsicht kommt, sich tiefer auf die Umstände einlässt und letztlich auf sich selbst. Für den Weitsichtigen ist es wichtig, eine Beziehung zu sich selbst aufzubauen, denn er lebt meist hauptsächlich in der Außenwelt und beschäftigt sich lieber mit den Problemen seiner Mitmenschen. Kein Wunder, dass er sich permanent hintergangen fühlt, denn in gewisser Weise hintergeht er sich selbst.

Transformation von Ängsten und Aggressionen

Wichtig ist, dass Sie die Ursachen Ihrer Ängste und Sorgen, Ihrer Wut und Aggressionen kennen und ergründen. Dies können Sie ganz für sich allein tun, dann sind Sie auch am ehrlichsten mit sich selbst. Mit der folgenden Übung können Sie diese Gefühle nun transformieren. Sie stammt aus dem EFT-Klopfen (Emotional Freedom Techniques) und ist eine der Übungen, die ich in kinesiologischen Sitzungen am häufigsten für die Umwandlung von Blockaden aus dem emotionalen Bereich anwende. Bei dieser sehr effektiven Übung klopfen Sie 10 verschiedene Körperbereiche, an denen sich wichtige Endpunkte der Energieleitbahnen, der sogenannten Meridiane, befinden.

DIE MERIDIANKLOPFMASSAGE

Wählen Sie einen Text, den Sie, während Sie klopfen, 3 Mal laut aussprechen. Formulieren Sie ihn so, dass er für Sie stimmig ist. Als kleine Hilfestellung werde ich Ihnen Textvorschläge für die gängigsten Fehlsichtigkeiten und Augenerkrankungen anbieten. Diese können Sie übernehmen oder anpassen, wie es sich für Sie richtig anfühlt. Führen Sie die Übung im Stehen durch. Ich empfehle, diese Übung über mehrere Wochen hinweg jeden Tag 1 Mal oder – wenn es Ihre Zeit erlaubt – bis zu 3 Mal zu praktizieren. Klopfen Sie alle Punkte (von Bild 1 bis 9), und sprechen Sie dabei jeweils Ihren Text 3 Mal laut und bewusst aus. Bei Punkt 10 brauchen Sie ihn nicht mehr zu sprechen.

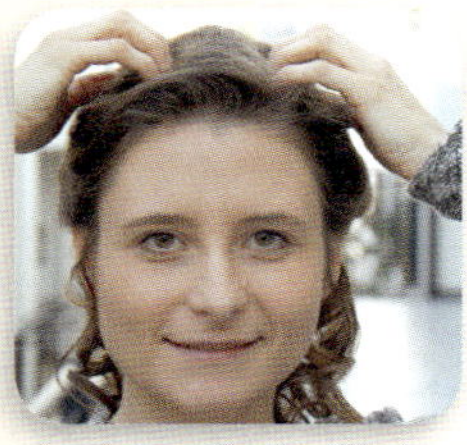

Klopfen Sie mit den Fingerspitzen aller 10 Finger am Oberkopf. Klopfen Sie gleichmäßig und mit allen Fingern gleichzeitig, und sprechen Sie dabei Ihren Text. Klopfen Sie so lange an dieser Position, bis Sie den Text 3 Mal gesprochen haben.

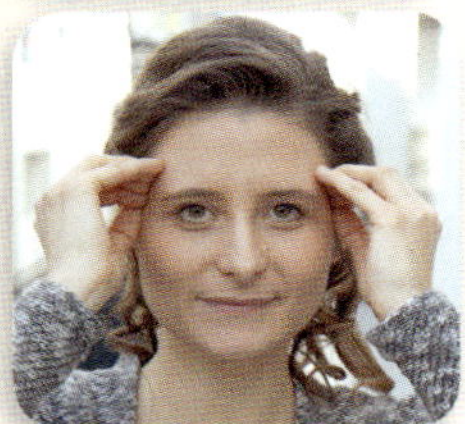

Klopfen Sie mit den Fingerspitzen der rechten Hand an Ihrer rechten Schläfe und mit den Fingerspitzen der linken Hand an Ihrer linken Schläfe. Klopfen Sie erneut so lange, bis Sie Ihren Text 3 Mal laut gesprochen haben.

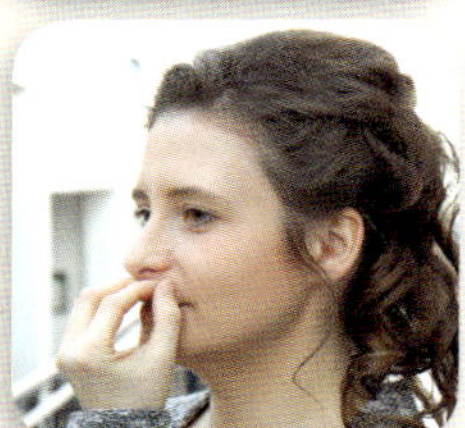

Klopfen Sie mit den fünf Fingerspitzen einer Hand Ihrer Wahl oberhalb der Oberlippe, und wiederholen Sie Ihren Text 3 Mal. Hier befinden sich die Meridianendpunkte des sogenannten Gouverneursgefäßes.

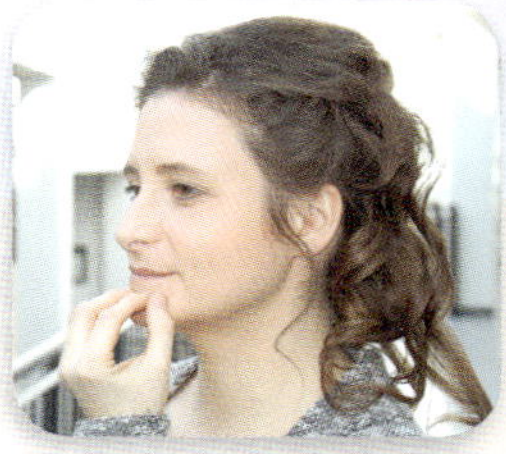

Klopfen Sie nun mit den fünf Fingerspitzen einer beliebigen Hand unterhalb der Unterlippe. Hier befindet sich der Meridianendpunkt des Zentralgefäßes, das dadurch angeregt wird. Klopfen Sie wieder so lange, bis Sie Ihren Text 3 Mal wiederholt haben.

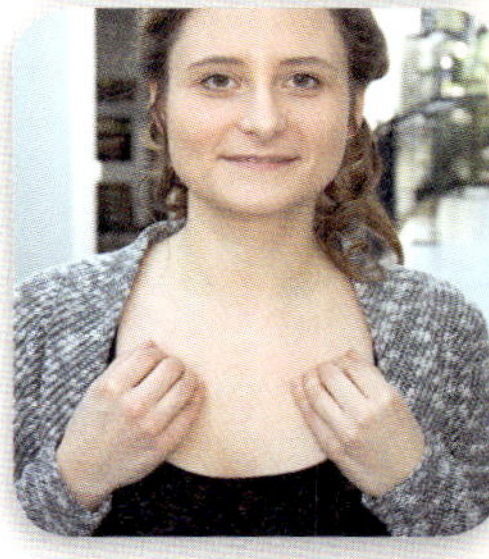

Klopfen Sie mit den Fingerspitzen beider Hände an den Nierenpunkten (Niere 27) des Nierenmeridians, und sprechen Sie dabei 3 Mal Ihre Affirmation.

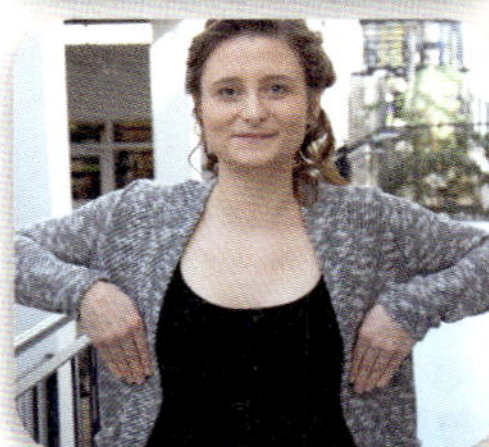

Klopfen Sie nun mit den Handinnenkanten seitlich auf Brusthöhe am Körper, während Sie Ihren Text erneut 3 Mal wiederholen. Dazu können Sie die Oberarme seitlich anheben.

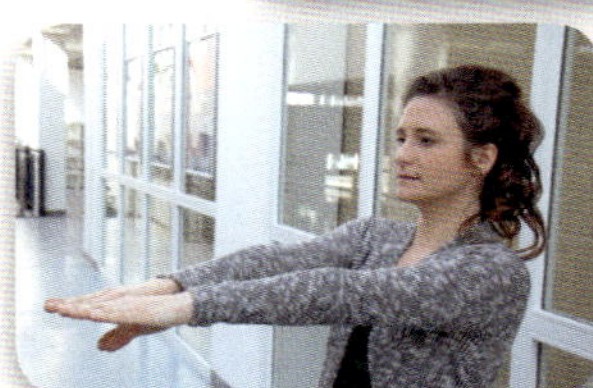

Klopfen Sie mit ausgestreckten Armen die Handinnenkanten (inklusive die Daumen) aneinander. Auch hierbei wird der Text 3 Mal wiederholt.

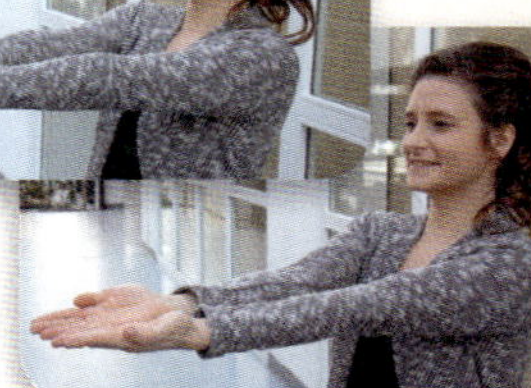

Klopfen Sie nun mit ausgestreckten Armen die Handaußenkanten aneinander, und wiederholen Sie Ihre Affirmation 3 Mal.

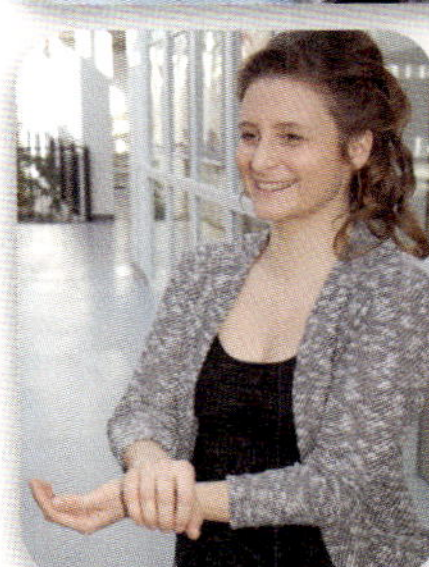

Legen Sie die Innenseiten Ihrer Handgelenke aufeinander. Ihr rechter Puls klopft auf Ihren linken Puls (egal, ob Sie Rechts- oder Linkshänder sind). Dies ist die letzte Stelle, an der Sie Ihre Affirmation 3 Mal laut wiederholen.

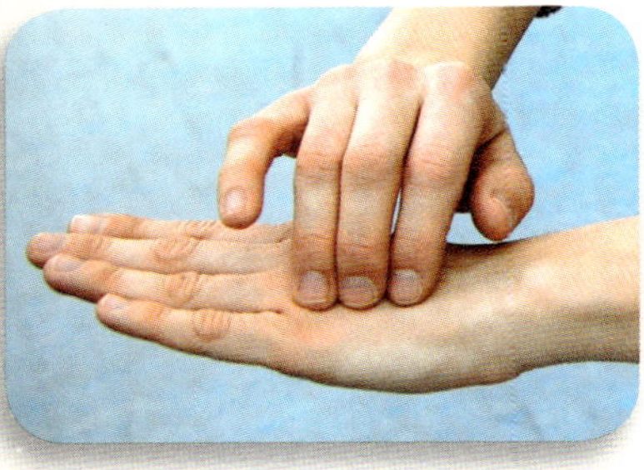

Klopfen Sie nun mit den Fingerspitzen von Zeigefinger, Mittelfinger und Ringfinger Ihrer rechten Hand auf Ihren linken Handrücken, zwischen den gedachten Verlängerungen von kleinem und Ringfinger. Diesmal brauchen Sie nichts zu sprechen. Sie klopfen so lange an dieser Stelle, bis Sie in alle Blickrichtungen gesehen haben, ohne dabei Ihren Kopf zu bewegen. Beginnen Sie in der Mitte. Dann wandern Sie mit den Augen nach rechts und über die Mitte nach links, so weit, wie es Ihnen möglich ist. Nachdem Sie in die Mitte zurückgekehrt sind, wandern Sie mit den Augen nach oben und über die Mitte nach unten, um schließlich zur Mitte zurückzukehren. Nun schauen Ihre Augen in einer Diagonale zuerst nach rechts oben, wandern dann über die Mitte nach links unten und kehren erneut zur Mitte zurück. Das Gleiche machen Sie nun in einer Diagonalen von links oben nach rechts unten. Zum Abschluss lassen Sie Ihre Augen noch rotieren. Drehen Sie die Augen im Kreis, zunächst im Uhrzeigersinn. Kehren Sie, bevor Sie den Kreis entgegen dem Uhrzeigersinn durchführen, wieder erst zur Mitte zurück. Beenden Sie die Übung mit einem Blick geradeaus in die Ferne.

Da diese Übung sehr viele Blockaden in Ihren Augenmuskeln lösen kann, empfehle ich Ihnen, im Anschluss zu palmieren (siehe Seite 77).

Kurzsichtigkeit:

»Ich, (Ihr Name), sage mich los von allen niederen Energien, die mich an Angst und Mangeldenken binden. Ich öffne mich dem Fluss des Lebens und vertraue darauf, dass alles, was in meinem Leben geschieht, meinem höchsten Wohl dient. Durch dieses Vertrauen kann ich alle Ängste, die mich daran hindern, in Freude zu leben, nun einfach auflösen und glücklich im Hier und Jetzt sein.«

Weitsichtigkeit:

»Ich, (Ihr Name), sage mich los von allen niederen Energien, die mich an Wut und Aggressionen binden. Ich löse sie auf und entscheide mich dafür, mitfühlend und rücksichtsvoll den Weg meiner Mitmenschen zu tolerieren und dadurch meinen eigenen Frieden zu finden.«

Altersweitsichtigkeit:

»Ich, (Ihr Name), sage mich los von allen kollektiven Glaubensmustern, die mich an Alterung binden. Ich öffne mich dem Gedanken, dass meine Augenlinse bis ins hohe Alter elastisch ist. Ich lasse alle Probleme los, die in meinen Ziliarmuskeln stecken. Ich bin mit mir und meinem Lebensweg vollkommen zufrieden.«

Hornhautverkrümmung:

»Ich, (Ihr Name), sage mich los von jeglichem Zwiespalt. Ich erkenne meine eigene Schönheit und Größe an und lebe von nun an mein volles Potenzial. Ich vertraue mir und meinen Fähigkeiten und setze diese zum Wohle aller ein.«

Keratokonus:
»Ich, (Ihr Name), löse mich von allen destruktiven Glaubensmustern, an die ich unbewusst gebunden bin. Alle für mich schädlichen Bindungen löse ich sanft und durchtrenne die Schnüre, die mich von meiner wahren Größe und Schönheit trennen. Ich erkenne an, dass ich ein wunderbares Wesen mit großartigen Fähigkeiten bin, und weigere mich, etwas anderes zu glauben. Mutig durchbreche ich überholte Glaubensmuster meiner Familie, meines Umfeldes und der Gesellschaft.«

Einwärtsschielen oder Esophorie:
»Ich, (Ihr Name), öffne mich meinen Mitmenschen und meiner Umwelt.«

Auswärtsschielen oder Exophorie:
»Ich, (Ihr Name), bringe meine männlichen und weiblichen Energien in Einklang. Ich liebe mich so, wie ich bin. Ich vereinige die männlichen und weiblichen Energien in mir und kann dadurch mein Potenzial kraftvoll und schöpferisch zum Ausdruck bringen.«

grauem Star:
»Ich, (Ihr Name), löse mich von allen negativen und trostlosen Gedankenmustern. Ich öffne mich für Neues und lasse täglich immer mehr Freude in mein Leben fließen. Ich erfreue mich an den kleinen Dingen des Lebens und weiß, dass ich dadurch noch mehr Freude in mein Leben bringen werde. Ich blicke freudvoll in meine Zukunft.«

grünem Star:
»Ich, (Ihr Name), löse mich von allen Glaubensmustern, die mich in irgendeiner Form unter Druck setzen. Ich bin gut so, wie ich bin. Ich liebe mich so, wie ich bin. Ich bin es wert, geliebt zu werden. Ich öffne mich für die Leichtigkeit und vertraue mich dem Fluss des Lebens an. Ruhig, gelassen und friedlich gehe ich durch mein Leben und genieße jeden Augenblick, der mir geschenkt wird.«

Diese Textvorschläge können Sie natürlich auch für sich umschreiben und individuell anpassen. Sie sollen Ihnen lediglich eine Hilfe und eine Orientierung sein.

Hornhautverkrümmung/ Astigmatismus

Der Astigmatismus, auch Hornhautverkrümmung oder manchmal fälschlicherweise Zylinder genannt, ist für viele Menschen ein Buch mit sieben Siegeln. Dabei ist es im Prinzip ganz einfach.

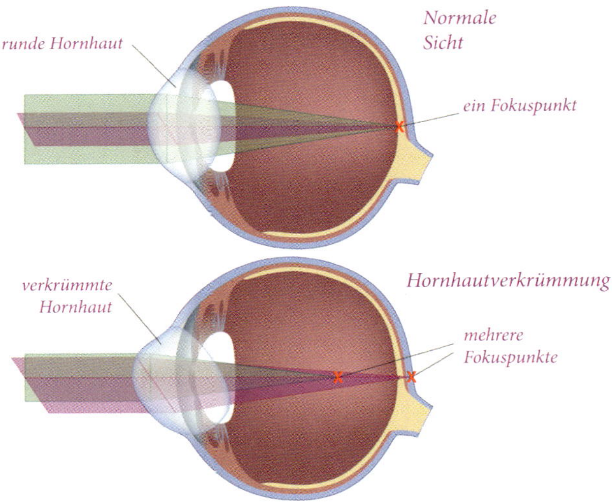

Zur Veranschaulichung nehmen wir an, das Auge sei ein Luftballon. Wenn Sie diesen nun von zwei versetzten Seiten her eindrücken, ist die Vorderfläche nicht gleichmäßig, sondern unterschiedlich stark gewölbt. Je nachdem, wo das Licht auf die Hornhaut fällt, wird es folglich verschieden gebrochen. Die Differenz zwischen den Radien der flachsten und der krummsten Stelle nennt man Hornhautverkrümmung oder Astigmatismus. Ausgeglichen wird diese im Brillenglas durch den sogenannten Zylinder. Das bedeutet, dass in ein Glas zwei Glaswerte eingearbeitet wurden. Die Differenz der beiden Dioptrienwerte wird als Zylinder bezeichnet. Die Achslage gibt an, in welchem Winkel der Zylinder ins Glas eingeschliffen werden muss. Für Sie ist die Achslage insofern interessant, weil sie Rückschlüsse darüber ermöglicht, welche äußeren Muskeln stärker verspannt sind als die restlichen.

Es gibt verschiedene Arten der Hornhautverkrümmung, die sich je nach Lage des Zylinders unterscheiden. Zunächst wird in eine regelmäßige und in eine unregelmäßige Hornhautverkrümmung unterschieden. Der Erstere, der Astigmatismus regularis, lässt sich in drei weitere Arten unterteilen: den Astigmatismus rectus, den Astigmatismus inversus und den Astigmatismus obliquus.

Astigmatismus rectus

Man spricht vom Astigmatismus rectus, also nach der Regel, weil diese die Hornhautverkrümmung ist, die am häufigsten auftritt. Dabei liegt die kleinste Krümmung der Hornhaut in einer senkrechten Linie durch die Hornhautmitte. Es wird davon ausgegangen, dass ein solcher Astigmatismus von bis zu 0,75 dpt auf eine zu große Lidspannung zurückzuführen ist. Die Augenlider enthalten ebenfalls Muskeln, die dafür sorgen, dass wir blinzeln und die Augen öffnen und schließen können. Häufig tritt diese Hornhautverkrümmung bei jungen Menschen auf, aber auch Personen, die viel Stress haben oder eine leichte Fehlsichtigkeit permanent durch Zukneifen der Augen ausgleichen, können sie bilden. Verspannungen im oberen und unteren geraden Augenmuskel, die dadurch kräftiger am Auge ziehen als die restlichen vier Muskeln, können ebenfalls zu einem Astigmatismus rectus führen. Damit Sie einordnen können, welchen Astigmatismus Sie haben, gebe ich Ihnen ein Beispiel:

F sph. –2,0 cyl. –0,75 Achse 0 oder 180 Grad
(0 und 180 Grad bedeuten die gleiche Richtung.)

Es gibt noch eine andere Methode, die Werte anzugeben, die sogenannte Pluszylinderschreibweise. Hier liegt die Achse beim Astigmatismus rectus bei 90 Grad, das Beispiel sieht dann folgendermaßen aus:

F sph. –2,75 cyl. +0,75 Achse 90 Grad

Wie man die beiden Schreibweisen umrechnet, möchte ich Ihnen an dieser Stelle ersparen. Merken Sie sich einfach: In der Pluszylinderschreibweise liegt die Achse bei 90 Grad und in der Minuszylinderschreibweise bei 0 oder 180 Grad. Man spricht immer noch von einem Astigmatismus rectus, wenn die Achse jeweils um einen Toleranzwert von 20 Grad abweicht, in der Minuszylinderschreibweise also zwischen 160 und 180 Grad bzw. zwischen 0 und 20 Grad liegt.

Astigmatismus inversus

Bei der auch Astigmatismus gegen die Regel genannten Form der Hornhautverkrümmung weist die Hornhaut ihren kleinsten Radius in einer waagerechten Linie durch ihre Mitte auf. Verursacht wird dies durch Verspannungen der seitlichen geraden Augenmuskeln, die stärker am Augapfel ziehen als die restlichen Muskeln.

So erkennen Sie den Astigmatismus inversus:

F sph. –2,0 cyl. –0,75 Achse 90 Grad

In der Pluszylinderschreibweise schaut dies wie folgt aus:

F sph. –2,75 cyl. +0,75 Achse 0 oder 180 Grad

In der Pluszylinderschreibweise liegt die Achse bei 0 bzw. 180 Grad, in der Minuszylinderschreibweise bei 90 Grad. Toleranzwerte gibt es auch hier, man spricht noch von einem Astigmatismus inversus, wenn die Achse in der Minuszylinderschreibweise zwischen 70 und 110 Grad liegt.

Astigmatismus obliquus

Den »Rest«, also alle Astigmatismusarten, die eine Achslage zwischen 21 und 69 Grad und zwischen 111 und 159 Grad besitzen, bezeichnet man als Astigmatismus obliquus. Übersetzt bedeutet das schiefe Hornhautverkrümmung. Die Werte liegen sowohl in Plus- als auch in Minuszylinderschreibweise im selben Bereich. Diese Form des Astigmatismus kommt durch eine stärkere Anspannung der schrägen äußeren Augenmuskeln zustande.

Linsenastigmatismus

Bisher habe ich mich bei der Hornhautverkrümmung lediglich auf die Hornhaut bezogen – was die Bezeichnung ja nahelegt. Allerdings spricht man in der Optik auch von Hornhautverkrümmung, wenn die Augenlinse einen Astigmatismus aufweist.

Eine Verformung der Augenlinse kann daher rühren, dass entweder die Zonulabänder, an denen die Augenlinse aufgehängt ist, unterschiedlich stark an der Augenlinse ziehen oder der Ziliarmuskel durch entsprechende Blockaden die Augenlinse so verformt, dass sie von der Kugelform abweicht und unterschiedliche Lichtbrechungen aufweist.

Natürlich gibt es auch Mischformen, bei denen sich Hornhaut- und Linsenastigmatismus zu einem Gesamtastigmatismus addieren. Manchmal sind die Werte einander genau entgegengesetzt und heben sich so gegenseitig wieder auf.

Emotionale Ursachen von Astigmatismus

Ein Mensch mit Hornhautverkrümmung sieht – entsprechend der Stärke und Ausprägung seiner Fehlsichtigkeit – verzerrt, manchmal sogar doppelt (mit einem Auge!). Es handelt sich um eine verzerrte Sichtweise – auf die Welt, auf die Mitmenschen und letztlich auf sich selbst. Die Grundthematik ist, dass diese Personen ihre wahre Größe und Schönheit nicht erkennen können. Folglich sehen sie auch nicht die Größe und Schönheit ihrer Mitmenschen und der Umwelt. Je nachdem, welcher Astigmatismus vorliegt, nehmen sie die betrachteten Gegenstände in die Länge, Breite oder schief verzogen wahr. Wenn die Lage des Astigmatismus auf beiden Augen gleich ist, ist dies für das Gehirn noch relativ leicht zu verarbeiten. Ist die Lage der Astigmatismen jedoch auf beiden Augen unterschiedlich, ist die Wahrnehmung verwirrend und das Gehirn unterdrückt dann häufig ein Bild.

Verwirrung ist das Thema von Personen mit Hornhautverkrümmung. (Damit ist natürlich keine geistige Verwirrung gemeint.) Sie haben in einem oder mehreren Bereichen stark voneinander abweichende Lebensansichten oder Glaubensmuster. Beide erscheinen logisch – widersprechen einander aber so stark, dass die Person zwischen beiden hin- und hergerissen ist. Sie kann sich nicht für das eine oder das andere entscheiden und weiß nicht, was denn nun »richtig« ist. Es gibt keinen gemeinsamen Nenner für die beiden Ansichten. (Beispiele für diese verwirrenden Auffassungen finden Sie jeweils unten bei den einzelnen Formen des Astigmatismus.)

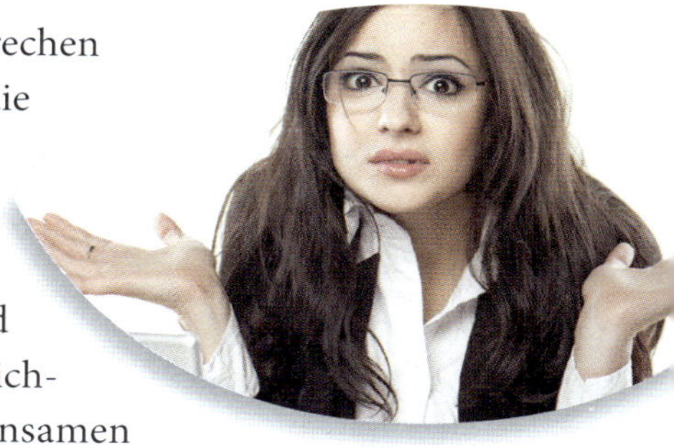

Bei Personen mit Hornhautverkrümmung entstehen durch die unterschiedlichen Krümmungen der Hornhaut oder der Augenlinse zwei Bildlinien, die unterschiedlich liegen können. Genau in der Mitte der beiden Bildlinien entsteht ein Kreis, in dem das betrachtete Objekt nicht verzerrt dargestellt wird. Dieser wird als »Kreis kleinster Verwirrung« bezeichnet – sogar die Optik ist manchmal tiefgründiger als erwartet. Je nachdem, wie die Bildlinien liegen und an welcher Stelle der Kreis kleinster Verwirrung liegt, wird der Astigmatismus wie folgt unterteilt:

Astigmatismus simplex myopicus

(Eine Bildlinie liegt direkt auf der Netzhaut, die andere davor.)

Personen mit dieser Fehlsichtigkeit sehen mit einem Auge alles normal, gleichzeitig aber wie mit Kurzsichtigkeit. Die Verwirrung dreht sich also darum, einerseits voller Vertrauen zu sein, andererseits aufgrund angsterfüllter Prägungen dieses Vertrauen nicht leben zu können.

Astigmatismus simplex hyperopicus

(Eine Bildlinie liegt direkt auf der Netzhaut, die andere dahinter.)

Hier sieht der Betroffene einerseits alles richtig, andererseits mit den Augen des Zorns und des Grolls wie der Weitsichtige. Hin- und hergerissen fühlt er sich und weiß nicht, wie er angemessen reagiert. Eigentlich fühlt er in sich, was angemessen ist – doch alte Verletzungen und Prägungen lassen ihn die eigenen Werte nicht leben.

Astigmatismus mixtus

(Eine Bildlinie liegt vor, die andere hinter der Netzhaut.)

Noch größer ist die Verwirrung bei Personen, die praktisch gleichzeitig kurz- und weitsichtig sind, denn einerseits tragen sie Ängste mit sich herum, andererseits werden sie von Wut und Aggressionen gesteuert. Allerdings können sie dadurch, dass der Kreis kleinster Verwirrung hier im Idealfall sogar auf der Netzhaut liegt, gut damit umgehen und betrachten sich und die Welt relativ realistisch, auch wenn die innere Zerrissenheit durch die gegensätzlichen Prägungen ein Hin und Her der Gefühlswelt mit sich bringt.

Astigmatismus compositus myopicus

(Beide Bildlinien liegen vor der Netzhaut.)

Beide Hauptschnitte entsprechen einer Kurzsichtigkeit. Mal ist die Angst stärker, mal weniger stark – je nach Verfassung.

Astigmatismus compositus hyperopicus

(Beide Bildlinien liegen hinter der Netzhaut.)

Beide Hauptschnitte wirken wie eine Weitsichtigkeit. Wut und Aggressionen sind mal stärker, mal weniger stark.

Empfehlungen für Betroffene:

- Alle Übungen zur Lockerung der äußeren Augenmuskulatur
- Alle Übungen zur Lockerung und zum Training des Ziliarmuskels
- Emotionale Themen aufarbeiten
- Übungen für Astigmatismus
- Versuchen, Kompromisse einzugehen
- Loslösen von einseitigem Schwarz-weiß-Denken

DAS ASTIGMATISMUSRAD

Mit dieser Übung werden die 6 äußeren Augenmuskeln gelockert, sodass sich Verspannungen lösen können. Gleichzeitig wird durch die unterschiedlichen Größen und Formen der Ovale das Vorstellungsvermögen des Gehirns und damit Ihre Wahrnehmungsfähigkeit trainiert. Denn unser Gehirn hat die Form eines Kreises abgespeichert. Alle Ovale in der Grafik weichen von dieser »Idealvorstellung« ab, doch Ihr Gehirn ist gewillt, die Bilder in der »abgespeicherten Sollform« zu erkennen.

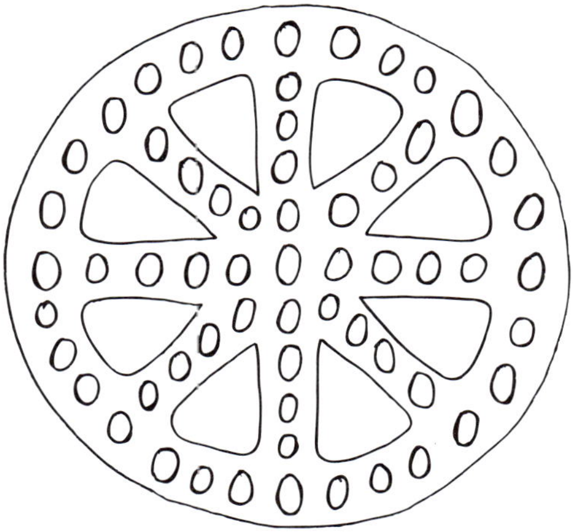

Sie können das Bild unter folgendem Link herunterladen und ausdrucken:
http://www.schirner.com/files/oc/ebert_astigmatismusrad.jpg

Hängen Sie das Bild in Augenhöhe an die Wand.

Stellen Sie sich locker und entspannt vor das Astigmatismusrad, und umkreisen Sie den äußeren Kreis gegen den Uhrzeigersinn mit Ihren Augen. Bewegen Sie dabei gleichzeitig Ihren Kopf. Fahren Sie 3 Mal über die Kreise.

Schließen Sie anschließend die Augen, und stellen Sie sich die schimmernden Kreise vor.

Öffnen Sie Ihre Augen, und gleiten Sie jetzt 3 Mal von links nach rechts über die waagerechte Speiche des Rades.

Wiederholen Sie dies mit geschlossenen Augen 3 Mal.

Öffnen Sie Ihre Augen, und verfahren Sie entsprechend mit jeder einzelnen Radspeiche, je 3 Mal mit geöffneten und anschließend 3 Mal mit geschlossenen Augen, immer von links nach rechts bzw. bei der vertikalen Speiche von unten nach oben.

MEDITIEREN MIT EINEM BALL

Setzen oder legen Sie sich hin, und nehmen Sie einen Ball in beide Hände. Betrachten Sie diesen Ball für mehrere Minuten.

Schließen Sie danach die Augen, und stellen Sie sich den Ball vor. Sollte er in Ihrer Vorstellung nicht ganz rund sein, versuchen Sie, ihn schön kugelig zu formen.

Sobald dies gelungen ist, öffnen Sie die Augen wieder, und betrachten Sie erneut die »Kugel« in Ihren Händen.

Sie können die Kugel zusätzlich mit den Händen erfühlen, damit der Seh- und der Tastsinn miteinander verbunden werden.

Schließen Sie die Augen wieder, und stellen Sie sich zunächst Ihr rechtes Auge vor, während Ihre Hände immer wieder den Ball erfühlen. Sehen Sie die Hornhaut Ihres rechten Auges nun ganz rund und glatt.

Wiederholen Sie die Übung mit dem linken Auge.

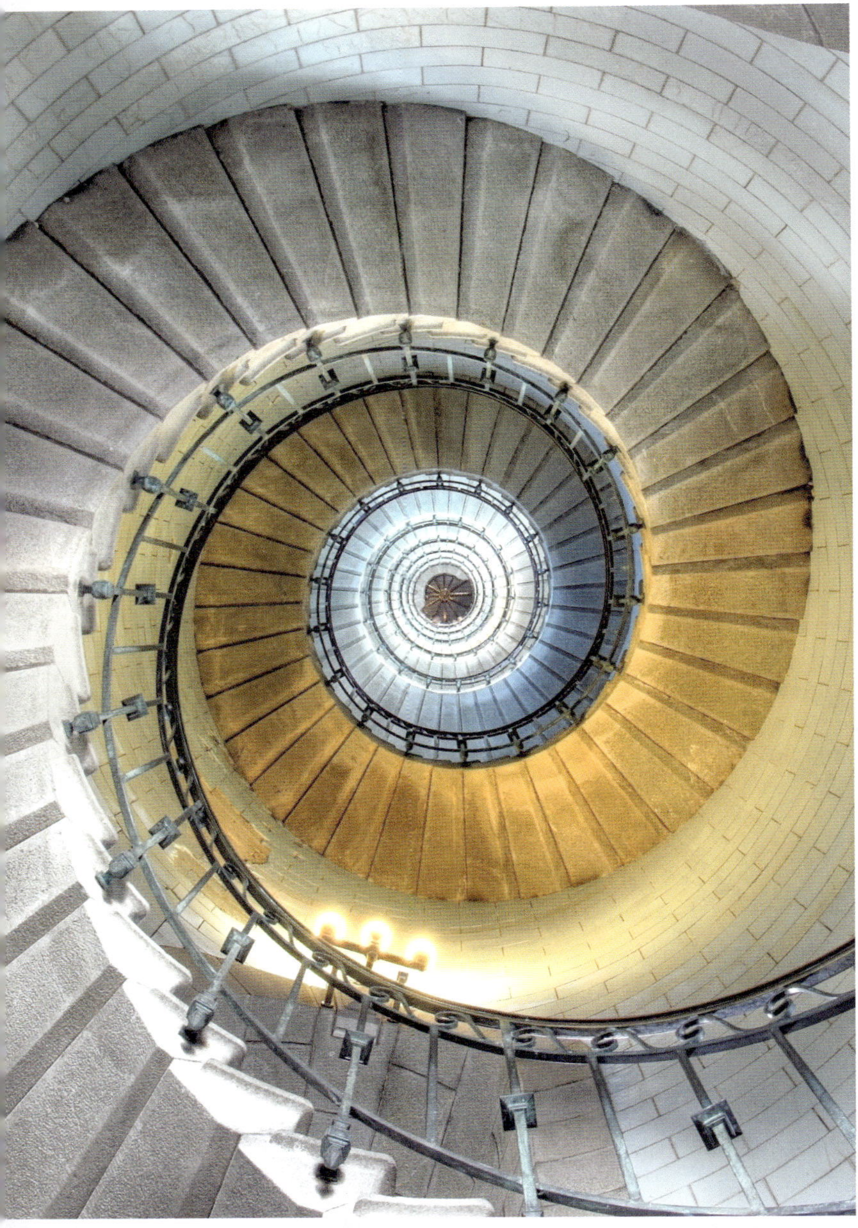

SPIRALE

Da die Hornhaut beim Astigmatimus nicht kugelig rund ist, kann das Malen einer Spirale in Verbindung mit Ihrer Vorstellungskraft die Hornhaut dazu animieren, ihre ursprüngliche Form wieder einzunehmen.

Kopieren Sie sich die Spirale, und zeichnen Sie sie nach.

Stellen Sie sich dabei vor, wie Ihre Hornhaut eine Kugelform einnimmt.

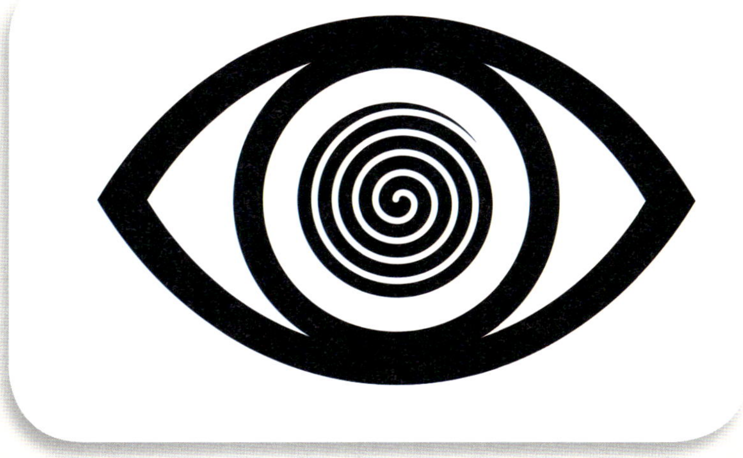

Anatomische Ursachen von Kurz- und Weitsichtigkeit unter der Lupe

Viele Physiotherapeuten, Anbieter der Cranio-Sacral-Therapie oder anderer Körperarbeit, bei der an Schädelknochen, Wirbelsäule und Körperhaltung gearbeitet wird, bemerken, dass sich ihre Arbeit positiv auf die Augen und die Sehstärke auswirkt. Auch der Urvater des Augentrainings, Dr. William Bates, arbeitete erfolgreich mit einem Feldenkrais-Therapeuten zusammen.

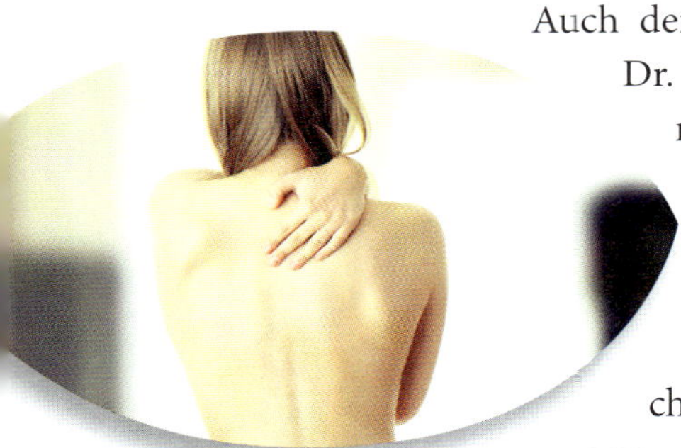

Den Zusammenhang durfte ich vor Kurzem selbst deutlicher dank einer Klientin erkennen, die energetisch arbeitet. Ich möchte Ihnen diese neue Sichtweise gern als Anregung mitgeben. Dei Klientin brachte mich auf den Gedanken, warum sich die beiden Bereiche der Körper- und der Energiearbeit so wirkungsvoll ergänzen.

Bislang habe ich immer nur in Betracht gezogen, dass die Augenmuskulatur verspannt ist, es dort Blockaden gibt, die zu Spannungen und dadurch zu Augapfelverformungen führen. Die Augenmuskeln sind fest mit dem Auge verwachsen und laufen nach hinten zusammen. Die vier geraden äußeren Augenmuskeln treffen sich am Zinn'schen Ring, der wiederum mit der knöchernen Augenhöhle verwachsen ist. Durch ihn verlassen der Sehnerv und die Augenarterie und -vene sowie einige Nervenfasern, z. B. der Nervus nasociliaris, die Augenhöhle. Letzterer hat eine große physiologische Bedeutung, denn er enthält Fasern, die zur Hornhaut führen, andere bilden das Nervengeflecht für den Ziliarmuskel, und eine weitere Abzweigung steuert die Augenlider sowie den Tränensack. Wenn nun die Schädelknochen verformt sind, unter Spannung stehen oder durch einen Unfall deformiert wurden, überträgt sich diese Anspannung über den Zinn'schen Ring auf die Augenmuskulatur, wirkt sich aber auch auf die Versorgung des Auges sowie auf die Steuerung einiger wichtiger Augenfunktionen aus. Werden die Ursachen für diese Spannungen behoben, kann sich die Augenmuskulatur ebenfalls wieder entspannen. Auffällig ist, dass Kinder, die mittels Saugglocke oder per Zangengeburt zur Welt kommen, häufig eine Brille tragen müssen. Dabei es wäre es nur notwendig, die durch die Geburt entstandene Anspannung in den Schädelknochen zu lösen. Besonders gute Methoden hierfür sind Ostheopathie und Cranio-Sacral-Therapie.

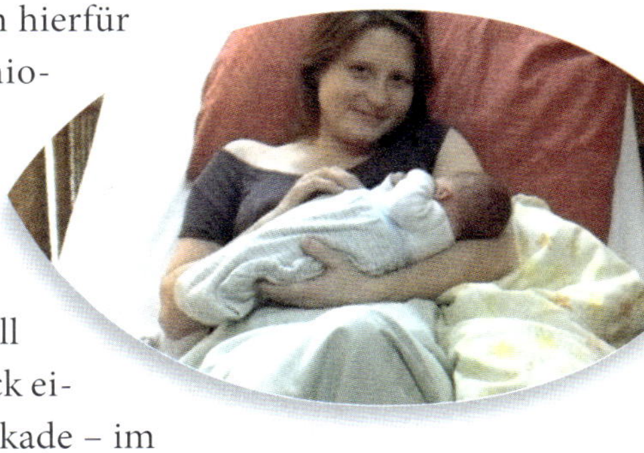

Gleichzeitig sind Ereignisse wie das Steckenbleiben im Becken bei der Geburt, ein Unfall etc. wiederum nur ein Ausdruck einer bereits vorliegenden Blockade – im mentalen oder im emotionalen Bereich. Deshalb sollte man sich auch mit diesen Ursachen auseinandersetzen. Dann erst kann wirkliche Heilung geschehen. Letztlich geben alle Situationen im Leben eines Menschen immer wieder nur Hinweise darauf, in welche Richtung dieser sich entwickeln darf. Es steckt ein großes Wachstumspotenzial für ihn und alle Personen in seinem Umfeld dahinter. Nehmen wir an, ein Kind wird geboren, doch die Geburt zögert sich hinaus, sodass schließlich die Entscheidung getroffen wird, es mit der Saugglocke zu holen. Dahinter steckt ein Thema, das sowohl für die Mutter als auch für die neu inkarnierte Seele eine Rolle spielt, z. B. die Schwierigkeit loszulassen. Aber auch der Vater, die Hebamme und die Ärzte gehen in Resonanz damit. Das kommt Ihnen vielleicht übertrieben vor, aber alles ist mit allem verbunden! Alle Personen und alle Ereignisse sind perfekt aufeinander abgestimmt. Nichts geschieht durch Zufall, Schicksal oder einfach nur ungünstige Bedingungen. Jeder Mensch, der in Kontakt mit Ihnen tritt, ist ein Spiegel für Sie. Was auch immer Sie im Innersten berührt – sei es positiv oder negativ –, steht in Verbindung mit Ihnen, sonst würde es Sie nicht bewegen. Sie erleben nur, was in Resonanz mit Ihnen steht. Und so spielt eben auch die Hebamme oder der Frauenarzt eine Rolle, wenn die Geburt stockt. Alle bei einem Prozess anwesenden Personen tragen dazu bei, wie dieser vorangeht.

Unsere Augen sind eingebettet in die knöchernen Augenhöhlen. Diese haben eine Birnenform, wobei die größte Ausdehnung ca. 1 cm hinter der Öffnung liegt und sie danach pyramidenförmig zusammenläuft. Die Augenhöhlen werden nicht durch einen einzelnen Knochen gebildet, insgesamt formen sie 7 Schädelknochen gemeinsam: der Oberkiefer, das Jochbein, das Stirnbein, das Tränenbein, das Siebbein, das Gaumenbein und das Keilbein. Verschiebungen und Verformungen all dieser Schädelknochen wirken sich unmittelbar auf den Zinn'schen Ring aus. Der wiederum überträgt Spannungen auf die vier geraden Augenmuskeln, die dann durch die Verformung des Augapfels eine Kurz- oder Weitsichtigkeit herbeiführen können. Ein Astigmatismus kann auf diese Weise nicht entstehen, weil alle vier geraden Augenmuskeln gleichmäßig verspannt werden.

Auch ein verschobener Kiefer, schiefe Zähne und Spannungen im ganzen Kopfbereich können zu Sehbeeinträchtigungen unterschiedlichster Art führen. Alles ist miteinander verbunden. Wird eine Fehlstellung von Zähnen z. B. mit einer Zahnspange behoben, entstehen enorme Spannungen in den restlichen Bereichen des Kopfes – auch dies kann zu einer Fehlsichtigkeit führen.

Ein Blick auf die Position der Netzhaut

Kurzsichtigkeit

Geht man davon aus, dass die Stelle, an der sich unsere Netzhaut befindet, die Position ist, an der sich ein Mensch im Leben wiederfindet, zieht der Kurzsichtige sich nach innen zurück, denn seine Netzhaut ist weiter nach innen verlagert. Ebenso geht seine Sicht aus der Ferne in die Nähe. Geprägt durch seine Ängste und Befürchtungen handelt er kurzsichtig und eben nicht vorausschauend. Der Blick in die Zukunft bereitet ihm Sorgen, er hat Angst vor Ereignissen, die ihm widerfahren könnten.

Weitsichtigkeit

Beim Weitsichtigen drücken Aggressionen und Wut so auf den Augapfel, dass die Netzhaut weiter nach vorn rückt. Er geht hinaus in die Welt und tut seinen Unmut kund. Ab und zu muss der Energiestau im gestauchten Augapfel in Form von Wutausbrüchen gelöst werden. Da der Weitsichtige sich lieber mit fernen Dingen beschäftigt als mit seiner nahen Umgebung, handelt er wenig umsichtig.

Astigmatismus

Personen mit Astigmatismus haben häufig Schwierigkeiten, in der Welt klar ihre Ziele zu verfolgen, weil sie sich zwischen zwei extremen Ansichten hin und her bewegen. Diese beiden Weltbilder oder Glaubensmuster über sich und die Welt lassen sich nicht so einfach zusammenbringen. Daher befindet sich der Mensch mit einer Hornhautverkrümmung permanent im Zwiespalt. Und je nach Astigmatismusart kann sich dies in unterschiedlichsten Verhaltensweisen äußern.

Diese möchte ich an dieser Stelle nur kurz in Erinnerung rufen:

- Astigmatismus compositus myopicus: Rückzug
- Astigmatismus compositus hyperopicus: Sturm nach vorn
- Astigmatismus mixtus: Zwiespalt zwischen Rückzug und Sturm nach vorne
- Astigmatismus myopicus simplex: Wechsel zwischen Ruhen in der Mitte und Rückzug
- Astigmatismus hyperopicus simplex: Wechsel zwischen Ruhen in der Mitte und Sturm nach vorn

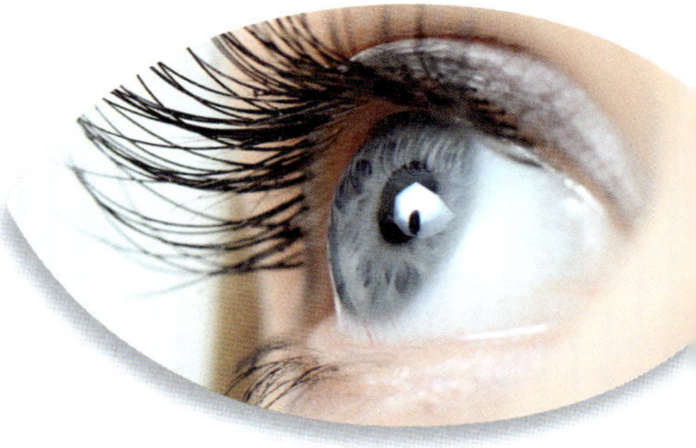

Empfehlungen für Kurz- und Weitsichtige

Längenfehlsichtigkeiten

- Blockaden der äußeren Augenmuskulatur lösen, z. B. mit Kinesiologie
- Lockerung der äußeren Augenmuskulatur mit folgenden Übungen:
  - Augenyoga
  - langes Schwingen
  - Palmieren
  - Augenmassage
  - Trampolinspringen
  - Kopfklopfmassage
  - Augenklopfmassage
  - Entspannung im Schulter- und Nackenbereich
  - Kiefer und Gesichtsmuskeln entspannen
  - Fehlstellungen von Wirbelsäule, Hüftgelenken, Kiefergelenken sowie der Schädelknochen lösen, z. B. mit Ostheopathie, Cranio-Sacral-Therapie, energetischer Wirbelsäulenaufrichtung etc.
  - Ball an der Schnur

Brechungsfehlsichtigkeiten

- Lockerung des Ziliarmuskels mit folgenden Übungen:
  - Nah-Fern-Blick
  - Nah-Fern-Schwung
  - Posaune spielen
  - Buch ans Auge heranführen
  - Seil spannen
  - Bildschirmpausen

- Regulierung des Tränenfilms mit folgenden Übungen:
  - Blinzeln
  - Blinzelübung
  - 1 TL Leinöl am Tag einnehmen
  - Augenlider massieren
  - viel Wasser trinken
  - Tragezeiten von Kontaktlinsen reduzieren

- Regulierung von Kammerwasser, Augenlinse und Glaskörper:
  - Zucker, Alkohol, Nikotin, Salz, Konservierungsstoffe, zu viel Eiweiß vermeiden
  - Körperentgiftung durchführen

- Energetische Ursachen für die Brechungsmyopie finden, z. B. mit Kinesiologie

Die folgenden Übungen eignen sich zur Lockerung der äußeren Augenmuskulatur bei Längenmyopie und Längenhyperopie sowie bei allen Astigmatismusarten, Keratokonus sowie Schielen und Heterophorien.

Alle Blockaden, die in den äußeren Augenmuskeln sitzen, lassen sich mit den folgenden Beweglichkeitsübungen für die Augen schrittweise und sanft lösen. Teilweise kann das intensive Durchführen dieser Übungen unangenehm sein, denn Sie fördern mit diesen die verborgenen Ängste und Aggressionen, die in Ihnen schlummern, zutage. Es kann hilfreich sein, sich einer erfahrenen außenstehenden Person anzuvertrauen, um aufkommende Themen gemeinsam mit ihr zu bearbeiten. Die Übungen können Sie aber ohne Hilfe durchführen. Sollte durch eine Übung Unwohlsein oder Ähnliches auftreten, klopfen Sie mit beiden Händen Ihre Nierenpunkte (Niere 27), die sich unterhalb Ihres Schlüsselbeines in einer flachen Grube befinden. Atmen Sie dabei tief ein und aus, und falls das Gefühl nicht leichter wird, beenden Sie die Übung und führen Sie sie zu einem späteren Zeitpunkt erneut durch.

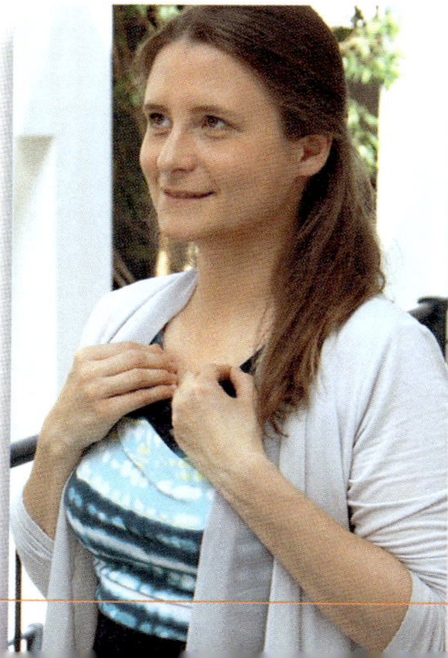

Die Nierenpunkte (Niere 27)

STIFT VERFOLGEN (AUGENYOGA)

Durch diese Übung lösen sich Blockaden in der äußeren Augenmuskulatur. Die Augenbeweglichkeit wird stark erhöht, und Sie fördern zusätzlich die Durchblutung Ihrer Augen. Verwenden Sie für diese Übung zunächst eine Stift oder einen ähnlichen Gegenstand als Fixationsobjekt; nach einiger Zeit können Sie sie auch ohne Hilfsmittel durchführen und dann immer schneller werden.

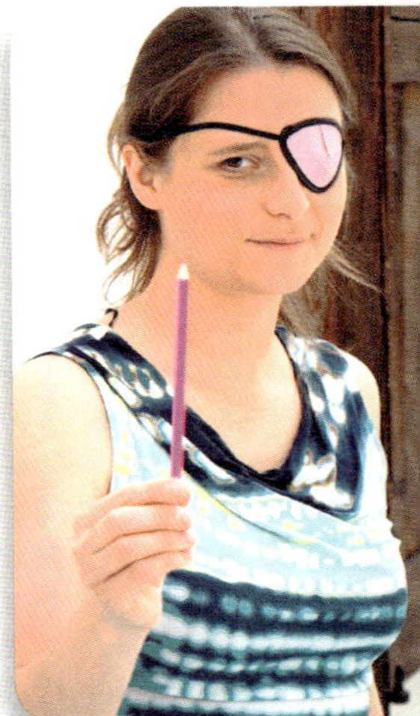

Decken Sie Ihr linkes Auge ab. Am besten eignet sich hierfür eine Augenklappe, die Sie in jeder Apotheke erwerben können.

Nehmen Sie einen Stift in die rechte Hand, und halten Sie diesen mittig vor Ihr rechtes Auge.

Führen Sie den Stift nun nach und nach in alle Blickrichtungen, und verfolgen Sie seine Spitze nur mit Ihrem Auge. Versuchen Sie, Ihren Kopf dabei ruhig zu halten, aber verkrampfen Sie nicht.

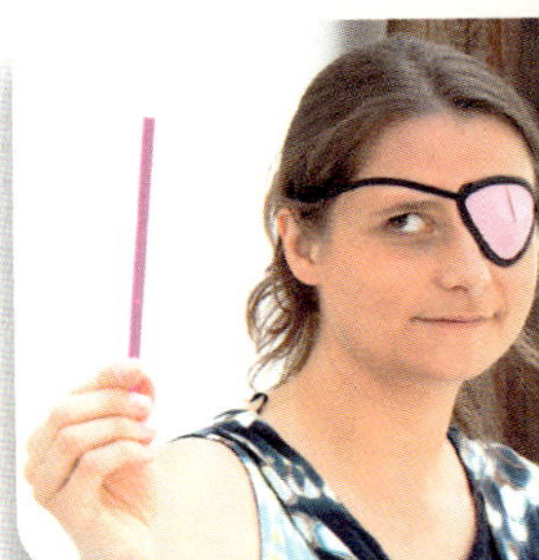

Beginnen Sie damit, den Stift zur linken Seite zu bewegen, danach zur Mitte zurück, dann zur rechten Seite. Kehren Sie nach jeder Blickrichtung mit dem Stift und dem Auge wieder zur Mitte zurück.

Verfolgen Sie den Stift nun nach oben, dann wieder zur Mitte und schließlich nach unten und wieder in die Mitte zurück.

Nun verfolgen Sie die Stiftspitze noch in alle diagonalen Richtungen.

Beenden Sie die Übung in der Mitte.

Schließen Sie Ihre Augen kurz, und nehmen Sie dann mit geschlossenen Augen die Augenklappe ab.

Nun können Sie entweder kurz palmieren, oder Sie decken gleich Ihr rechtes Auge ab und wiederholen diese Übung auf die gleiche Weise mit dem linken Auge.

Danach können Sie palmieren oder die Übung noch mit beiden Augen durchführen.

Jetzt sollten Sie ausgiebig palmieren, damit sich die Augen von den ungewohnten Bewegungen erholen können.

Für all diejenigen, die das Palmieren noch nicht kennen, wiederhole ich diese Übung, die ich bereits in meinen beiden anderen Büchern beschrieben habe, denn sie ist besonders wertvoll.

PALMIEREN

Diese Übung ist eine der wichtigsten Übungen aus dem Augentraining und unter anderem auch für die Lockerung der inneren und äußeren Augenmuskulatur wichtig. Durch das Übertragen der Körperwärme über die Hände können Sie Verspannungen um das Auge herum und in den Augenmuskeln sehr gut lösen. Gleichzeitig kann sich die Netzhaut regenerieren, da die Sinneszellen der Netzhaut nur in Phasen absoluter Dunkelheit den Sehfarbstoff wieder aufbauen können, der beim Sehen verbraucht wird. Sobald Licht auf unsere Netzhaut fällt, löst dies elektrische Prozesse auf der Netzhaut aus, wobei der Sehfarbstoff, das sogenannte Rhodopsin, verbraucht wird. Dabei sind die Sinneszellen von der Nährstoffzufuhr abgeschnitten. Phasen der Dunkelheit sind also überaus wichtig für die Gesundheit Ihrer Augen. Da die Schlafenszeiten in der Regel nicht ausreichend sind und häufig sogar in hellen Räumen geschlafen wird, können sich die Augen und die Netzhaut ohne zusätzliches Palmieren nicht ausreichend regenerieren.

Reiben Sie Ihre Hände so lange gegeneinander, bis sie angenehm warm sind.

Überkreuzen Sie die Fingerspitzen beider Hände, und legen Sie die Hände so auf die Augen, dass die Handballen die Oberkiefer berühren und alles Licht abgeschirmt wird. Die Hände bilden dabei Höhlen für die Augen und liegen nicht auf den Augen auf.

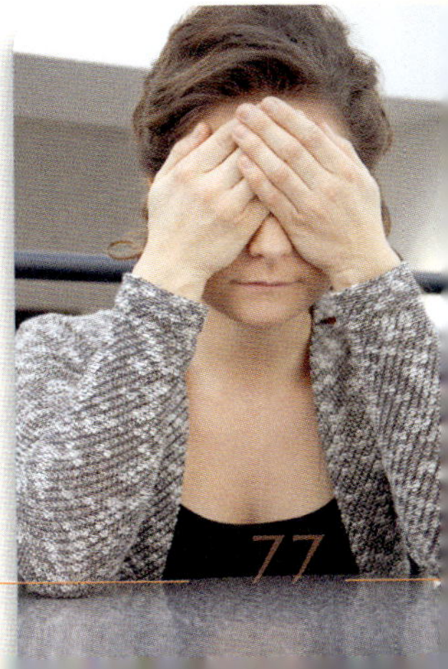

Schließen Sie Ihre Augen.

Genießen Sie nun die Wärme Ihrer Hände, und spüren Sie, wie sich die angespannte Gesichts- und Augenmuskulatur entspannt.

Stellen Sie sich vor, wie über Ihre Hände heilsame Energie auf Ihre Augen übertragen wird.

Lassen Sie Ihre Augen noch geschlossen, wenn Sie die Hände wieder vom Gesicht nehmen.

Spüren Sie in den Helligkeits- und Temperaturunterschied hinein.

Öffnen Sie Ihre Augen sanft mit kleinen Blinzelbewegungen.

Wiederholen Sie diese Übung, sooft es Ihnen möglich ist. Falls nur kurze Zeit dafür vorhanden ist, ist auch dies schon von großer Entspannungswirkung für Ihre Augen.

Die Übung ist sowohl im Sitzen als auch im Liegen möglich. Im Liegen zeigen die Ellbogen nach oben. Im Sitzen stützen Sie Ihre Ellbogen am besten bequem auf einem Tisch oder einem Kissen ab. Besonders entspannend ist diese Übung auch auf einem Yogakissen sitzend, so können Sie Ihre Arme auf Ihren Knien abstützen. Sollten Sie kein solches Kissen besitzen, können Sie sich auch auf jedes andere dicke Kissen oder eine Treppenstufe setzen.

LANGES SCHWINGEN

Ich selbst mache diese Übung oft am Ufer eines Sees, weil sie in der freien Natur noch effektiver ist. Sie kennen sie vielleicht schon aus meinem ersten Buch »Ganzheitliches Augentraining«. Vor einiger Zeit bemerkte ich, dass die ursprüngliche Übung gar nicht alle Augenmuskeln umfasst. Deshalb habe ich sie erweitert.

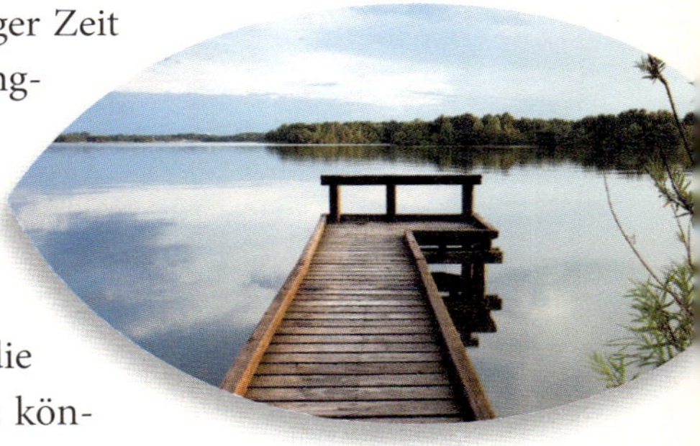

Sie ist in vier Teile gegliedert, die Sie auch separat durchführen können.

Wichtig: Den Blick nur schweifen lassen!

Teil 1: Lockerung der äußeren geraden und inneren geraden Augenmuskulatur

Stellen Sie sich bequem und locker hin. Ihre Füße stehen hüftbreit auseinander. Die Schultern sind locker und entspannt. Lockern Sie Ihre Arme durch Schütteln, bis sie ganz entspannt am Körper baumeln. Ihre Knie sind locker, und Sie spüren die Verbindung zum Boden. Der Kopf bleibt gerade.

Atmen Sie ein paar Mal tiefer als gewöhnlich, sodass Sie das Heben und Senken der Brust spüren. Atmen Sie dann wieder normal weiter.

Beginnen Sie, langsam zu schwingen. Ihr Körper dreht sich nach rechts, dabei bleibt der rechte Fuß am Boden, die Ferse des linken Fußes hebt sich leicht. Direkt im Anschluss schwingen Sie nach links, dabei hebt sich die Ferse des rechten Fußes leicht.

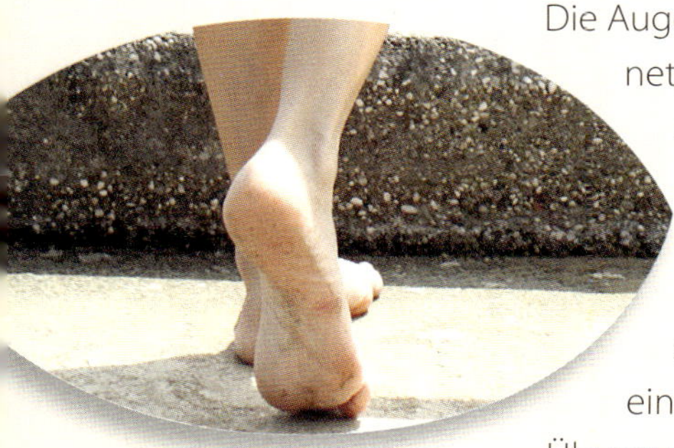

Die Augen sind bei dieser Übung geöffnet, und Sie lassen Ihren Blick über die Umgebung gleiten, ohne etwas zu fixieren. Führen Sie die Übung mit Ihrem ganzen Körper aus. Sollte Ihnen schwindelig werden, machen Sie eine Pause, und versuchen Sie die Übung anschließend langsamer.

Führen Sie die gesamte Bewegung 12 Mal durch.

Teil 2: Lockerung der oberen geraden und unteren geraden Augenmuskulatur

Beginnen Sie, langsam Ihren Kopf so weit, wie es Ihnen möglich ist, nach oben zu bewegen. Direkt im Anschluss bewegen Sie Ihren Kopf so weit wie möglich nach unten (Nickbewegung).

Die Augen sind bei dieser Übung geöffnet, und Sie lassen Ihren Blick einfach über die Umgebung gleiten, ohne etwas zu fixieren.

Sollte Ihnen schwindelig werden, machen Sie eine Pause, und versuchen Sie die Übung anschließend langsamer.

Führen Sie die gesamte Bewegung 12 Mal durch.

Teil 3: Lockerung der schrägen Augenmuskulatur

Beginnen Sie, langsam Ihren Kopf so weit, wie es Ihnen möglich ist, nach links oben zu bewegen. Direkt im Anschluss bewegen Sie Ihren Kopf so weit wie möglich nach rechts unten (diagonale Kopfbewegung).

Die Augen sind bei dieser Übung geöffnet, und Sie lassen Ihren Blick einfach entlang der Diagonale gleiten, ohne dabei ein Objekt zu fixieren.

Sollte Ihnen schwindelig werden, machen Sie eine Pause, und versuchen Sie die Übung anschließend langsamer.

Führen Sie die gesamte Bewegung 12 Mal durch.

Beginnen Sie dann, langsam Ihren Kopf so weit, wie es Ihnen möglich ist, nach rechts oben zu bewegen. Direkt im Anschluss bewegen Sie Ihren Kopf so weit wie möglich nach links unten (diagonale Kopfbewegung).

Die Augen sind bei dieser Übung geöffnet, und Sie lassen Ihren Blick einfach entlang der Diagonale gleiten, ohne etwas zu fixieren.

Sollte Ihnen schwindelig werden, machen Sie eine Pause, und versuchen Sie die Übung anschließend langsamer.

Führen Sie die gesamte Bewegung 12 Mal durch.

Teil 4: Dehnung der äußeren Augenmuskeln

Halten Sie den Zeigefinger einer Hand auf Augenhöhe.

Fixieren Sie Ihren Zeigefinger, und drehen Sie dabei Ihren Kopf zur Seite, ohne den Finger mitzubewegen, bis Sie ein leichtes Ziehen an den Augenmuskeln spüren können.

Führen Sie diese Dehnung 3 Mal pro Seite aus.

Halten Sie Ihren Zeigefinger nun waagerecht, und fixieren Sie ihn wieder. Heben und senken Sie Ihren Kopf so weit, bis Sie wieder ein leichtes Ziehen an den Augenmuskeln spüren können.

Führen Sie diese Dehnung ebenfalls 3 Mal pro Richtung aus.

Halten Sie nun den Zeigefinger schräg, und fixieren Sie ihn wieder mit Ihren Augen. Nun führen Sie eine diagonale Kopfbewegung aus, bis Sie wieder ein leichtes Ziehen an den Augenmuskeln spüren können.

Auch diese Muskeldehnung führen Sie 3 Mal pro Richtung aus.

Halten Sie den Zeigefinger wieder senkrecht vor Ihre Augen, fixieren Sie ihn, und kreisen Sie dabei sanft Ihren Kopf 3 Mal im Uhrzeigersinn und anschließend 3 Mal entgegen dem Uhrzeigersinn.

AUGENMASSAGE

Diese Augenübung ist sehr umfangreich und aktiviert sehr viele Energiepunkte rund um Ihre Augen, die diesen frische Energie bringen. Gleichzeitig können Sie vorhandene Blockaden in den äußeren Augenmuskeln lösen, die Bildung des Tränenfilmes anregen und Verspannungen lockern. Sie stimulieren Ihren visuellen Kortex, der sich am Hinterkopf befindet und in dem die Bildverarbeitung geschieht. Das abschließende Palmieren entspannt Ihre Augen, und Sie können sich von den durch die vorangegangene Übung gelockerten Verspannungen und Blockaden befreien. Wenn Ihnen die Übung zu lang ist, können Sie sich auch Teilaspekte herausgreifen und diese über den Tag verteilt, z. B. immer wieder als kurze Arbeitsunterbrechung, durchführen. Am effektivsten ist die Übung allerdings, wenn Sie sich die Zeit nehmen, sie am Stück zu praktizieren. Sie können sowohl im Sitzen als auch im Stehen üben.

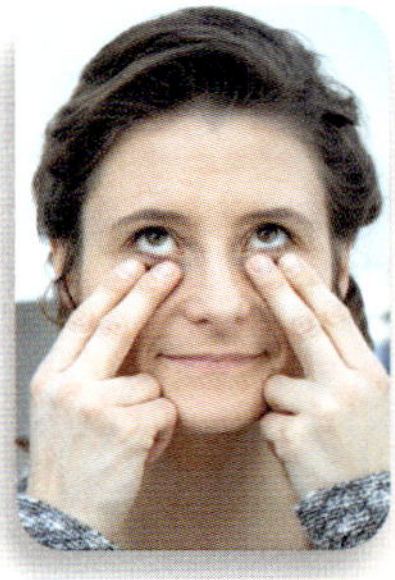

Richten Sie Ihren Blick nach oben, und streichen Sie 9 Mal ganz sanft mit Ihren Zeige- und Mittelfingern unter Ihren Augäpfeln von innen nach außen. (Wirkung: Dadurch lösen Sie Verspannungen in den beiden äußeren unteren geraden Augenmuskeln.)

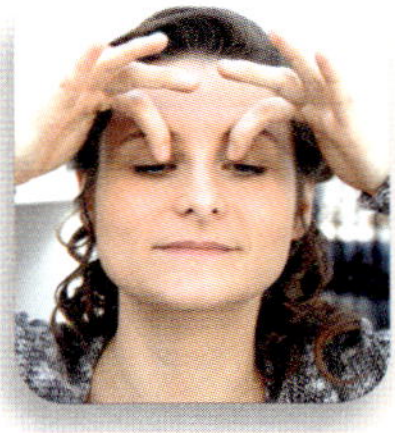

Richten Sie nun Ihren Blick nach unten, und streichen Sie 9 Mal sanft oberhalb der Augäpfel die Oberlider entlang von innen nach außen. (Wirkung: Dadurch lösen Sie Verspannungen in den beiden äußeren oberen geraden Augenmuskeln.)

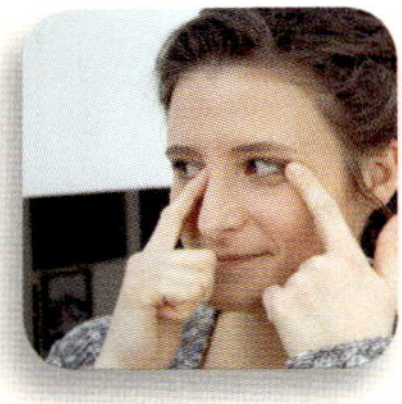

Richten Sie Ihren Blick nun nach rechts. Dabei kreist Ihr rechter Zeigefinger an der rechten Nasenwurzel, gleichzeitig kreist Ihr linker Zeigefinger am äußeren Augenwinkel des linken Auges. (Wirkung: Zum einen werden zwei der äußeren geraden Augenmuskeln von Verspannungen befreit, zum anderen stimulieren Sie zwei sehr wichtige Akupressurpunkte Ihrer Augen.)

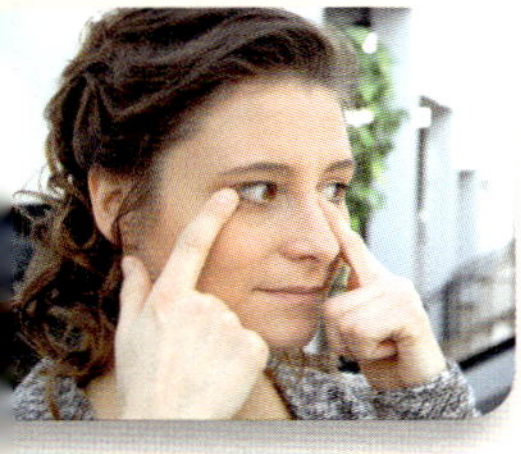

Richten Sie Ihren Blick nun nach links. Dabei kreist Ihr linker Zeigefinger an der linken Nasenwurzel, gleichzeitig kreist Ihr rechter Zeigefinger am äußeren Augenwinkel des rechten Auges. (Wirkung: Zum einen werden die anderen beiden äußeren geraden Augenmuskeln von Blockaden befreit, zum anderen stimulieren Sie auch hier wieder zwei sehr wichtige Akupressurpunkte Ihrer Augen.)

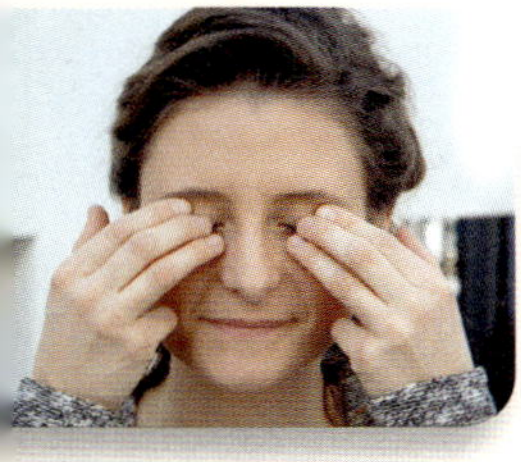

Schließen Sie nun Ihre Augen. Streichen Sie ganz sanft mit den Zeige-, Mittel-, und Ringfingern 9 Mal von der Nasenwurzel über die geschlossenen Augenlider nach außen.

(Wirkung: Hierbei regen Sie die Meibom'schen Drüsen an, die sich im oberen Augenlid befinden und eine wichtige Rolle für einen guten Aufbau des Tränenfilms spielen. Denn der Tränenfilm besteht aus drei Teilen: einer Mucinschicht, einem wässrigen Teil und einem öligen Film, der verhindert, dass der Tränenfilm zu schnell verdunstet oder abläuft. Der ölige Anteil des Tränenfilms wird in den Meibom'schen Drüsen produziert. Daher eignet sich diese Einzelübung besonders gut bei trockenen Augen. Gleichzeitig wird durch den sanften Druck die Hornhaut geglättet, und die Augen können Anspannungen loslassen und ihre ursprüngliche Kugelform wieder besser annehmen.)

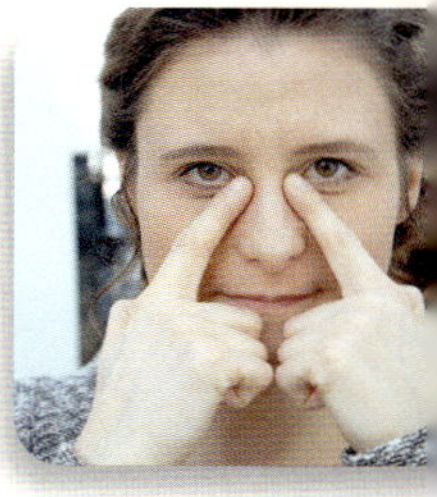

Öffnen Sie Ihre Augen wieder, und drücken Sie sanft mit Ihren beiden Zeigefingern die Punkte neben Ihrer Nasenwurzel an den beiden inneren Augenwinkeln. Massieren Sie diese Stellen einige Zeit in Kreisbewegungen mit den Fingern.
(Wirkung: Sie stimulieren wichtige Akupressurpunkte Ihrer Augen.)

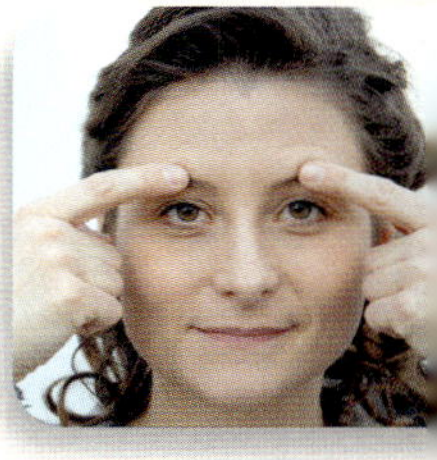

Ihre Augen bleiben geöffnet. Führen Sie nun beide Zeigefinger zu dem Punkt in der Mitte Ihrer Augenbrauen. Dort befindet sich meist eine kleine Vertiefung. Massieren Sie auch diese Stelle für eine Weile mit sanftem Druck.
(Wirkung: Sie stimulieren an dieser Stelle einen weiteren wichtigen Akupressurpunkt Ihrer Augen.)

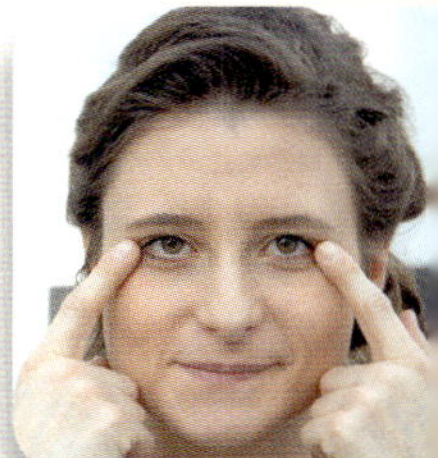

Wandern Sie mit Ihren beiden Zeigefingern weiter zu Ihren beiden äußeren Augenwinkeln, und massieren Sie diese Stelle mit sanftem Druck.
(Wirkung: Hier liegt ein weiterer Augenakupressurpunkt.)

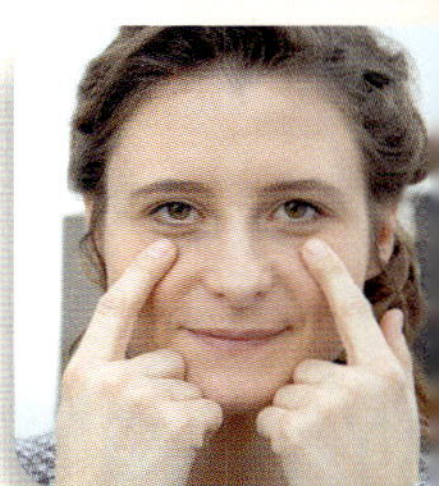

Der nächste Punkt befindet sich unterhalb der Pupillen auf den Knochen der unteren Augenhöhle. Hier kreisen Sie wie zuvor sanft mit leichtem Druck.
(Wirkung: Auch hier liegt ein Akupressurpunkt.)

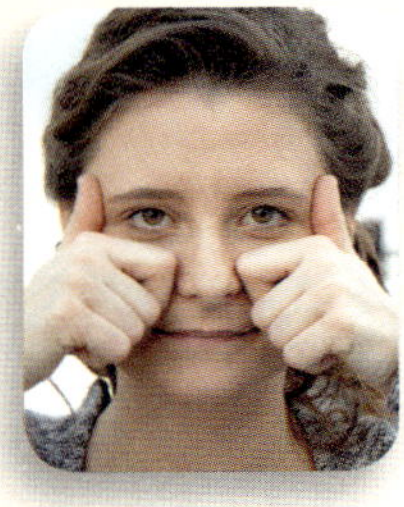

Nun legen Sie Ihre Daumen auf die Schläfen und streichen sanft mit dem zweiten Glied des Zeigefingers unter den Augen auf dem unteren Knochen der Augenhöhlen nach außen.
(Wirkung: Dadurch lösen Sie Verspannungen in der Augenhöhle sowie in den Gesichtsknochen.)

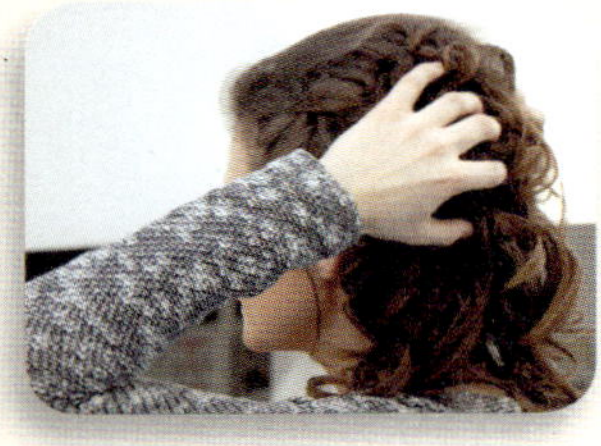

Reiben Sie jetzt mit allen Fingern an Ihrem Hinterkopf in Höhe der Augen ganz sanft im Kreis.
(Wirkung. Hier befindet sich Ihr Sehzentrum, das Sie auf diese Weise stimulieren.)

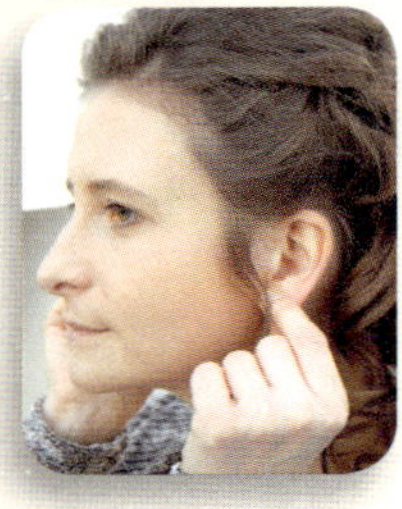

Ziehen Sie nun sanft beide Ohrläppchen nach unten.
(Wirkung: Auch hier befinden sich Energiepunkte für Ihre Augen, die Sie hiermit aktivieren.)

Halten Sie Ihren Kopf gerade, und führen Sie folgende Augenbewegungen durch:
Schauen Sie nach oben und danach nach unten. Wiederholen Sie diese Augenbewegung 3–4 Mal.
Blicken Sie nun nach rechts und dann nach links. Wiederholen Sie dies 3–4 Mal.
Lassen Sie nun Ihre Augen nach rechts oben wandern, und verfolgen Sie mit ihnen eine Diagonale nach links unten. Wiederholen Sie auch diese Augenbewegung 3–4 Mal.

Vollziehen Sie diese Bewegung nun auch in der entgegengesetzten Diagonalen, und wiederholen Sie dies ebenfalls 3–4 Mal.
Kreisen Sie mit Ihren Augen 3–4 Mal im Uhrzeigersinn und 3–4 Mal entgegen dem Uhrzeigersinn.
(Wirkung: Verspannungen und Blockaden in den äußeren Augenmuskeln können sich lösen. Die Augenmuskeln werden wieder beweglicher und elastischer. Die Mikrobewegungen der Augenmuskeln steigen an. Je feiner und schneller die Mikrobewegungen der Augen durchführbar sind, desto mehr Informationen gelangen beim Betrachten eines Objektes auf die Stelle des schärfsten Sehens auf der Netzhaut und desto klarer und deutlicher ist das Bild, das entsteht.)

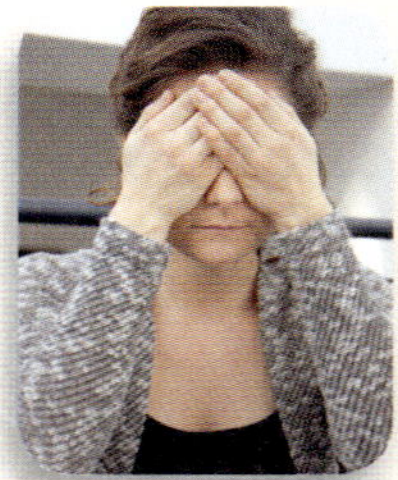

Zum Abschluss palmieren Sie für ein paar Minuten. Sie können sich nun von allen Anspannungen befreien, die sich durch das vorangegangene Üben gelöst haben. Außerdem können sich Ihre Augen, die Stäbchen und Zapfen (die für die Wahrnehmung von Helligkeit bzw. Farben zuständig sind), in dieser Dunkelheit besonders gut erholen. Gleichzeitig werden über die Wärme der Hände die Augenmuskeln noch einmal gelockert und entspannt.

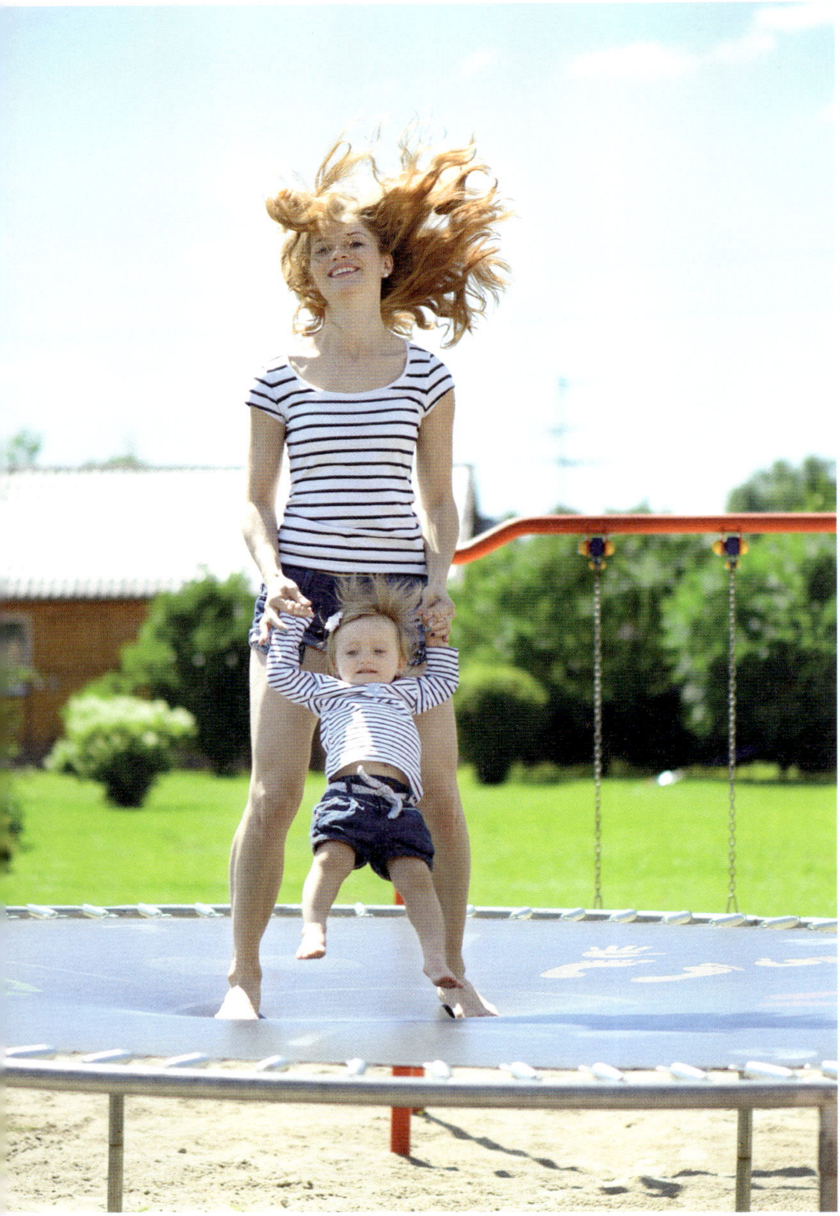

TRAMPOLINWIPPEN

Besonders gut lassen sich die Augenmuskeln auch über das Wippen auf dem Trampolin entspannen. Hierzu stellen Sie sich auf ein Trampolin und wippen 2–3 Minuten. Sie brauchen gar nicht zu hüpfen. Zusätzlich können Sie noch die Arme vor- und zurückbewegen, immer abwechselnd den einen nach vorn und den anderen nach hinten. Hierdurch erhöhen Sie die Verschaltung von rechter und linker Gehirnhälfte. 80 % des Sehens findet über die Bildverarbeitung in unserem Gehirn statt. Und unser Sehzentrum ist um ein Vielfaches leistungsfähiger, wenn beide Hemisphären gut zusammenarbeiten.

Alternativ können Sie diese Übung auch auf einem Sitzball durchführen. Setzen Sie sich auf den Ball, und wippen Sie auf und ab. Schwingen Sie gleichzeitig Ihre Arme wie oben beschrieben. Bleiben Sie möglichst locker in den Schultern. Je lockerer Sie werden, desto besser wird das Ergebnis dieser Übung sein.

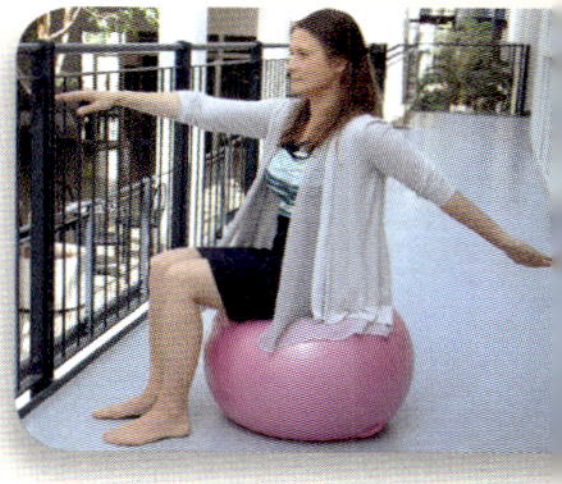

Sie können eine Sehprobentafel auf Augenhöhe aufhängen. Dadurch werden Sie direkt merken, wie schnell Sie klarer sehen können – allein durch die Entspannung der Augenmuskulatur. In einem meiner Seminare hatte eine junge Frau morgens an der Sehprobentafel eine Sehleistung von 20 %. Mittags haben wir dann diese Wippübung durchgeführt, und auf einmal konnte sie die Zeichen bis zu einer Sehleistung von 80 % lesen. Diese Übung macht nicht nur Freude, sie ist auch sehr motivierend, da sie in der Regel eine schnelle Verbesserung bringt.

KOPFKLOPFMASSAGE

Durch die Kopfklopfmassage wird die angespannte Muskulatur im Augen- und Gesichtsbereich gelöst und entspannt sowie die Durchblutung im gesamten Kopfbereich verbessert. Der ganze Kopfbereich fühlt sich danach entspannt und belebt an. Die Übung dient auch dem Loslassen von äußeren Reizen.

Setzen Sie sich bequem hin, und entspannen Sie sich.

Mit den Fingerkuppen beider Hände klopfen Sie jetzt Zentimeter für Zentimeter Ihren kompletten Kopf ab.

Beginnen Sie am Hinterkopf, verweilen Sie hier einige Zeit, und wandern Sie dann allmählich nach oben, bis Sie an den Scheitel gelangen.

Klopfen Sie dann Ihre Stirn und die Schläfen ab.

Klopfen Sie über die Wangen zum Kiefer, auch oberhalb und unterhalb Ihrer Lippen. Atmen Sie dabei ruhig und gleichmäßig ein und aus.

Klopfen Sie nun noch 3 Mal um die Ohren herum.

Jetzt streichen Sie mit den Handflächen über Ihr Gesicht und streifen die gelöste Anspannung ab.

Genießen Sie, wie frisch und belebt Sie sich nun fühlen.

BALL AN DER SCHNUR

Diese Übung eignet sich sehr gut für Kinder, aber auch Erwachsene haben dabei viel Spaß. Sie benötigen für diese Übung einen Ball, der an einer Schnur befestigt ist. Sie können z. B. einen Haken in einen Tennisball schrauben und daran eine Schnur knoten.

Hängen Sie den Ball mit der Schnur so an der Decke auf, dass Sie ihn, wenn Sie darunter auf dem Boden liegen, mit ausgestreckten Händen berühren können. Legen Sie sich so hin, dass der Ball in etwa über Ihrer Nase hängt.

Schubsen Sie ihn nun abwechselnd jeweils mit einem Finger der rechten und der linken Hand an. Versuchen Sie, den Ball nur mit Ihren Augen zu verfolgen, ohne dabei den Kopf zu bewegen.

Anfangs ist es gar nicht so einfach, nur die Augen zu bewegen und den Kopf ruhig zu halten. Doch nach einiger Zeit werden Sie merken, dass es Ihnen immer besser gelingt, den Ball nur durch Augenbewegungen zu verfolgen.

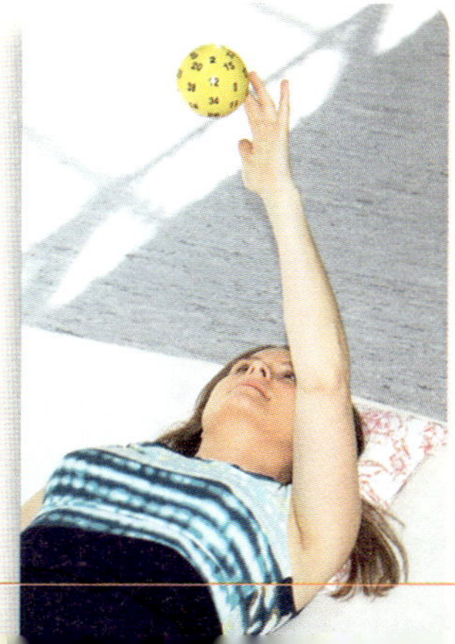

Bewegen Sie den Ball so, dass Sie in alle Richtungen schauen müssen, damit alle äußeren Augenmuskeln trainiert werden.

Sollte diese Übung ein Unwohlsein auslösen, können Sie gleichzeitig Ihre Nierenpunkte klopfen.

12-SEKUNDEN-ÜBUNG

Bei dieser Übung wird der gesamte Körper gelockert, die Augenmuskeln entspannen sich durch schnelles Bewegen der Augen. Durch die Lockerung im Nackenbereich wird auch das Sehzentrum besser durchblutet, die Augen sehen wieder klarer.

Stellen Sie sich aufrecht hin. Ihre Füße stehen etwa hüftbreit auseinander, Ihre Knie bleiben locker.

Atmen Sie ein paar Mal tief durch.

Öffnen Sie Ihren Mund leicht, damit der Kiefer locker bleibt und sich Verspannungen im Kieferbereich lösen können.

Beginnen Sie nun, mit Ihrem ganzen Körper aus den Knien heraus auf- und abzuwippen.

Während des Wippens geben Sie einen Laut von sich. Lassen Sie ein »wawawawa« aus Ihrem Bauch kommen. Das Tönen unterstützt die Lösung von Blockaden in Ihren Muskeln.

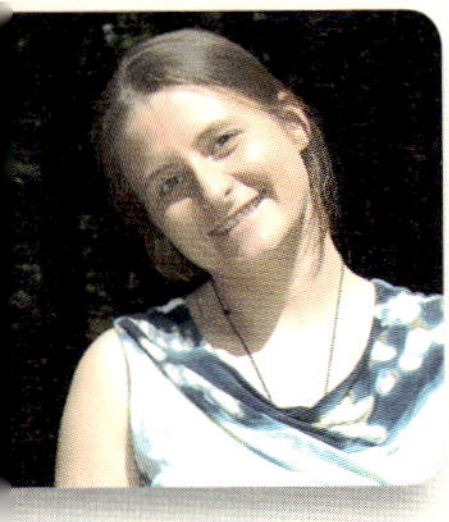

Wippen Sie weiter, und neigen Sie Ihren Kopf nun nach rechts, so weit wie möglich zur Schulter. Bleiben Sie für etwa 12 Sekunden in dieser Position. Geben Sie weiter den Ton von sich.

Richten Sie dann Ihren Kopf langsam auf, und wippen Sie permanent weiter.

Neigen Sie Ihren Kopf zur linken Seite, so weit wie möglich zur Schulter. Wippen und tönen Sie nun für weitere 12 Sekunden in dieser Position.

Bringen Sie Ihren Kopf mit dem ganzen Körper weiter wippend zurück in die Mitte.

Jetzt dürfen Sie das Wippen und Tönen beenden.

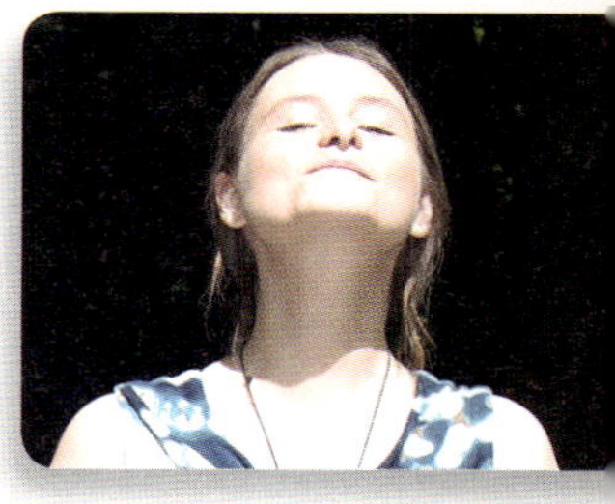

Stellen Sie sich vor, Sie seien ein Schwan, und richten Sie nun Ihren Hals gerade auf. Machen Sie ihn ganz lang.

In dieser Position bringen Sie nun Ihre Kinnspitze in Richtung Brust und wippen erneut 12 Sekunden lang.

Beenden Sie die Übung, indem Sie Arme und Beine durchstrecken und anschließend ausschütteln.

Die folgenden Übungen dienen zur Lockerung und zum Training der Ziliarmuskeln und zur Erhöhung der Elastizität der Augenlinse (bei Hyperopie, bei Brechungsmyopie, für Personen, die viel lesen oder viel Zeit vor dem Bildschirm verbringen, sowie bei Altersweitsichtigkeit).

NAH-FERN-BLICK

Durch diese Übung lernen Ihre Augen, sich leichter auf verschiedene Entfernungen einzustellen. Verkrampfungen des Ziliarmuskels und der Augenlinse können gelöst werden, und die Beweglichkeit der Augenlinse kann sich erhöhen.

Richten Sie nach Möglichkeit den Blick durch ein Fenster ins Freie.

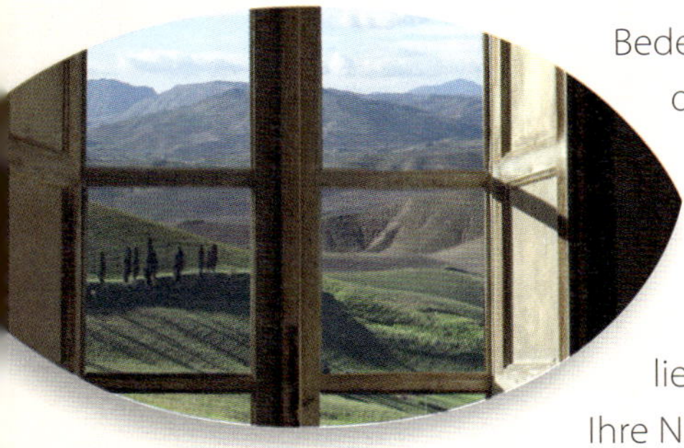

Bedecken Sie das rechte Auge mit der rechten Hand oder einer Augenklappe.

Wählen Sie fünf Objekte aus, die in einer geraden Blicklinie liegen: Das vorderste Objekt ist Ihre Nasenspitze, das nächste ein Finger, den Sie in ca. 30 cm Entfernung vor Ihre Nase halten, das dritte Objekt sollte 2–3 m entfernt stehen, ein viertes in 10–15 m Entfernung, ein fünftes am Horizont.

Lassen Sie Ihren Blick von Objekt zu Objekt wandern. An jedem Punkt verweilt er kurz.

Gehen Sie auf diese Weise 2–3 Mal vor und zurück.

Anschließend decken Sie Ihr linkes Auge ab und üben mit dem rechten.

Im Anschluss können Sie bei Bedarf kurz palmieren.

Sie können alternativ auch eine Schnur mit mehreren Perlen in unterschiedlichen Entfernungen verwenden, die Sie im Zimmer spannen.

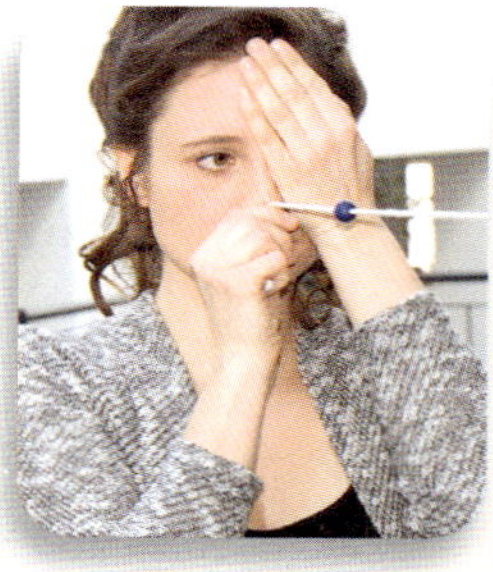

NAH-FERN-SCHWUNG

Durch diese Übung lernen Ihre Augen, sich leichter auf verschiedene Entfernungen einzustellen. Der Ziliarmuskel kann sich lockern, und die Elastizität der Augenlinse wird erheblich gesteigert. Sie ist ein effektiver Ausgleich vor allem für Bildschirmtätige, die lange Zeit monoton auf eine Ebene starren. Aber auch bei der sogenannten Altersweitsichtigkeit und bei einer Brechungsmyopie ist diese Übung zu empfehlen.

Suchen Sie sich ein Objekt in etwa 3 m Entfernung.

Decken Sie ein Auge mit Ihrer hohlen Handfläche ab.

Halten Sie Ihren Daumen vor sich.

Stellen Sie sich vor, auf Ihrer Nasenspitze säße eine Feder. Umwandern Sie zunächst Ihren Daumen mit dieser Feder.

Umwandern Sie nun den entfernten Gegenstand mit der Feder.

Stellen Sie sich vor, zwischen Ihrem Daumen und dem entfernten Gegenstand sei ein Seil gespannt.

Ihr Blick wandert nun das Seil entlang zwischen den beiden Objekten hin und her.

Achten Sie dabei auf Ihre Atmung: Bei Kurzsichtigkeit atmen Sie aus, wenn Sie von der Nähe in die Ferne wandern. Bei Weitsichtigkeit, Normalsichtigkeit oder Alterssichtigkeit atmen Sie aus, wenn Sie von der Ferne in die Nähe wandern.

Decken Sie nun das andere Auge ab und wiederholen Sie die Übung mit dem anderen Auge.

Im Anschluss können Sie bei Bedarf palmieren.

Tipp: Wenn Sie Schwierigkeiten haben, sich ein Seil vorzustellen, können Sie auch wirklich ein Seil an einem Objekt befestigen und das Ende in Ihrer Hand halten.

BUCH ANS AUGE HERANFÜHREN

Wenn Sie viel lesen, kann Ihnen eine Minipause von 15–30 Sekunden helfen, die Verkrampfung Ihrer Augenlinsen und der Ziliarmuskeln zu lösen.

Führen Sie Ihr Buch alle 15–20 Minuten ganz dicht an Ihre Nasenspitze heran. Sie brauchen es nicht scharf zu sehen, allein die Annäherung regt die Muskeln und die Augenlinse an.

Wiederholen Sie diese Bewegung einige Male schnell hintereinander.

POSAUNE SPIELEN

Diese Übung lockert die Augenlinse und löst Verkrampfungen des Ziliarmuskels. Sie hilft daher bei Altersweitsichtigkeit und bei einer Brechungsmyopie.

Nehmen Sie ein Blatt Papier mit einem Text in unterschiedlichen Schriftgrößen.

Decken Sie ein Auge mit der Hand oder einer Augenklappe ab.

Halten Sie den Text in der Entfernung vor das Auge, in der Sie ihn problemlos lesen können.

Gehen Sie zur kleinsten Schriftgröße, die Sie gerade noch angenehm lesen können.

Bringen Sie den Text immer näher an Ihr Auge, bis er anfängt zu verschwimmen. Dies ist der sogenannte Nahpunkt Ihres Auges.

Gehen Sie nun ganz langsam, Millimeter für Millimeter, mit dem Text wieder weiter weg, und beobachten Sie ganz genau, wann Sie den Text wieder gut lesen können.

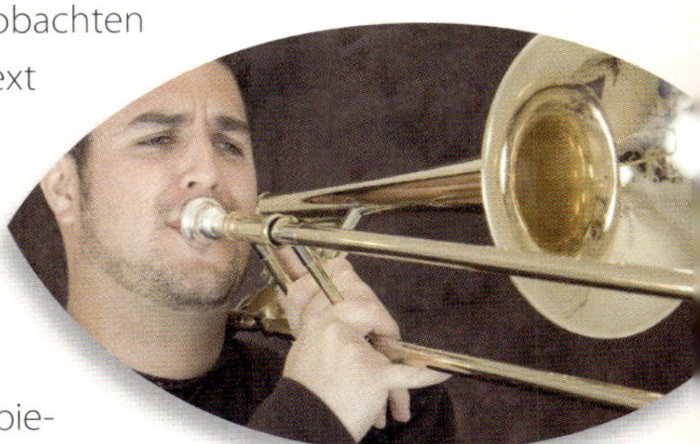

Wandern Sie nun mit dem Blatt wieder Millimeter für Millimeter näher, und versuchen Sie, die klare Sicht »mitzunehmen«. Spielen Sie ein bisschen mit den Entfernungen.

Sie werden merken, dass Sie das Schriftstück mit der Zeit immer näher scharf sehen können und sich Ihre Sicht in der Nähe verbessert.

Führen Sie die Übung anschließend mit dem anderen Auge durch. Es kann sein, dass der Nahpunkt beider Augen unterschiedlich liegt, weil die Sehstärken verschieden sind.

Zum Abschluss der Übung empfehle ich Ihnen, zu palmieren, da diese Übung sehr anstrengend ist.

BLINZELN

Mit dieser Übung sorgen Sie dafür, dass Ihre Augen genug Feuchtigkeit erhalten. Ihre Augen entspannen sich, und ein angestrengter Blick kann sich lösen. Das Blinzeln ist eine sehr einfache Übung und kann täglich durchgeführt werden. Trockenen, geröteten und entzündeten Augen hilft das regelmäßige gezielte Blinzeln, sich zu regenerieren.

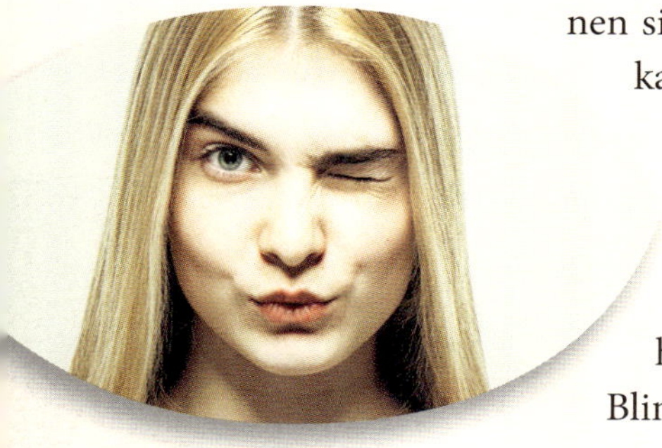

Blinzeln Sie einige Male hintereinander, erst vorwiegend mit dem linken, dann vorwiegend mit dem rechten Augen.

Blinzeln Sie nun mit beiden Augen.

Blinzeln Sie langsam 3 Mal so sanft wie ein Schmetterlingsflügelschlag.

Jetzt schließen Sie die Augen genauso lang und stellen sich einen Schmetterling vor, der 6 Mal mit den Flügeln schlägt. Dann öffnen Sie Ihre Augen und blinzeln nochmals langsam 3 Mal.

Während Sie am Bildschirm arbeiten, sollten Sie mindestens halbstündlich für 20–30 Sekunden blinzeln.

EULE

Diese Übung gehört zu den Dehnübungen und löst Verspannungen in der Schulter- und Nackenmuskulatur, die bei Nahbereichsaktivitäten wie Lesen, Schreiben oder PC-Arbeit auftreten. Die Beweglichkeit des Kopfes wird gesteigert, und die Durchblutung und Energiezufuhr zum Gehirn kann sich verbessern.

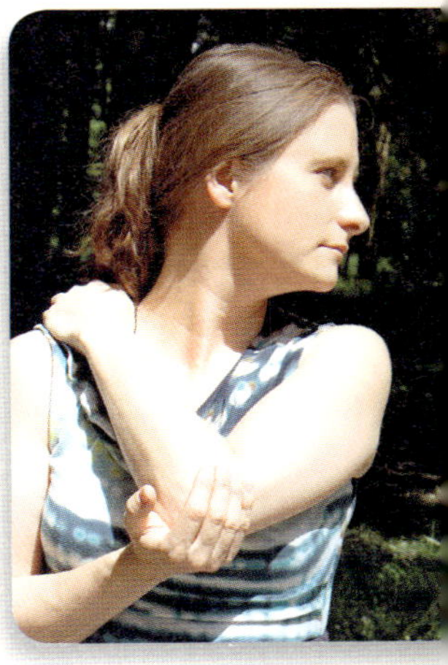

Führen Sie Ihre rechte Hand über Ihre Brust zur linken Schulter, und greifen Sie fest in die verspannte Schultermuskulatur. Stützen Sie Ihre rechte Hand mit der linken, um Verspannungen durch diese Armhaltung zu vermeiden.

Drehen Sie nun ganz langsam Ihren Kopf so weit nach links, wie es Ihnen möglich ist.

Verweilen Sie dort kurz, und drehen Sie Ihren Kopf ganz langsam und sanft so weit nach rechts, wie es Ihnen möglich ist.

Atmen Sie dabei bewusst und tief. Kommen Sie dann mit Ihrem Kopf zur Mitte zurück.

Führen Sie dann Ihre linke Hand über Ihre Brust zur rechten Schulter, und greifen Sie fest in die verspannte Schultermuskulatur. Stützen Sie Ihre linke Hand mit der rechten, um Verspannungen durch diese Armhaltung zu vermeiden. Drehen Sie Ihren Kopf nun nach rechts, danach nach links und dann wieder zurück zur Mitte.

Wiederholen Sie die Übung 2–3 Mal in jede Richtung.

STRECKEN – GÄHNEN – HÄNGENLASSEN

Beim Gähnen können sich die Gesichtsmuskeln weiten und entspannen. Sind diese verspannt, sind es die Augenmuskeln in der Regel ebenfalls. Verspannungen in beiden Muskelpartien können daher zusammen gelöst werden. Die Übung dient zudem zur Streckung und Lockerung der Wirbelsäule und der Halswirbelsäule. Der Körper, der Kopf und die Augen werden gut durchblutet.

Achtung: Führen Sie die Übung nur durch, wenn bei Ihnen keine Wirbelsäulen- bzw. Halswirbelsäulenbeschwerden vorliegen.

Stellen Sie sich locker hin. Die Füße stehen hüftbreit auseinander.

Strecken und rekeln Sie sich. Gähnen Sie herzhaft und laut. Anschließend nehmen Sie Ihren Kopf nach unten, lassen die Schultern hängen und gehen ganz sanft – Wirbel für Wirbel – mit dem Oberkörper nach unten und lassen ihn so weit, wie es für Sie angenehm ist, herabhängen. Schütteln Sie nun Kopf und Arme ganz locker aus.

Greifen Sie – immer noch im »durchhängenden Zustand« – mit der rechten Hand Ihr linkes Handgelenk, und dehnen Sie es sanft nach unten, sodass die Dehnung bis in die Wirbelsäule zu spüren ist. Anschließend führen Sie die Dehnung mit der anderen Hand durch.

Dabei hängen der Kopf und die Schultern immer locker nach unten.

Richten Sie sich wieder ganz langsam auf, Wirbel für Wirbel. Der Kopf und die Schultern bleiben hängen, bis die Wirbelsäule wieder ganz aufgerichtet ist.

Jetzt nehmen Sie den Kopf und die Schultern nach oben. Strecken Sie sich nochmals, und gähnen Sie.

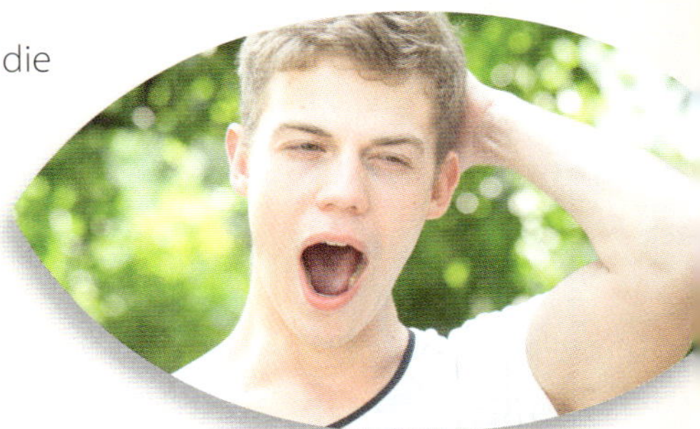

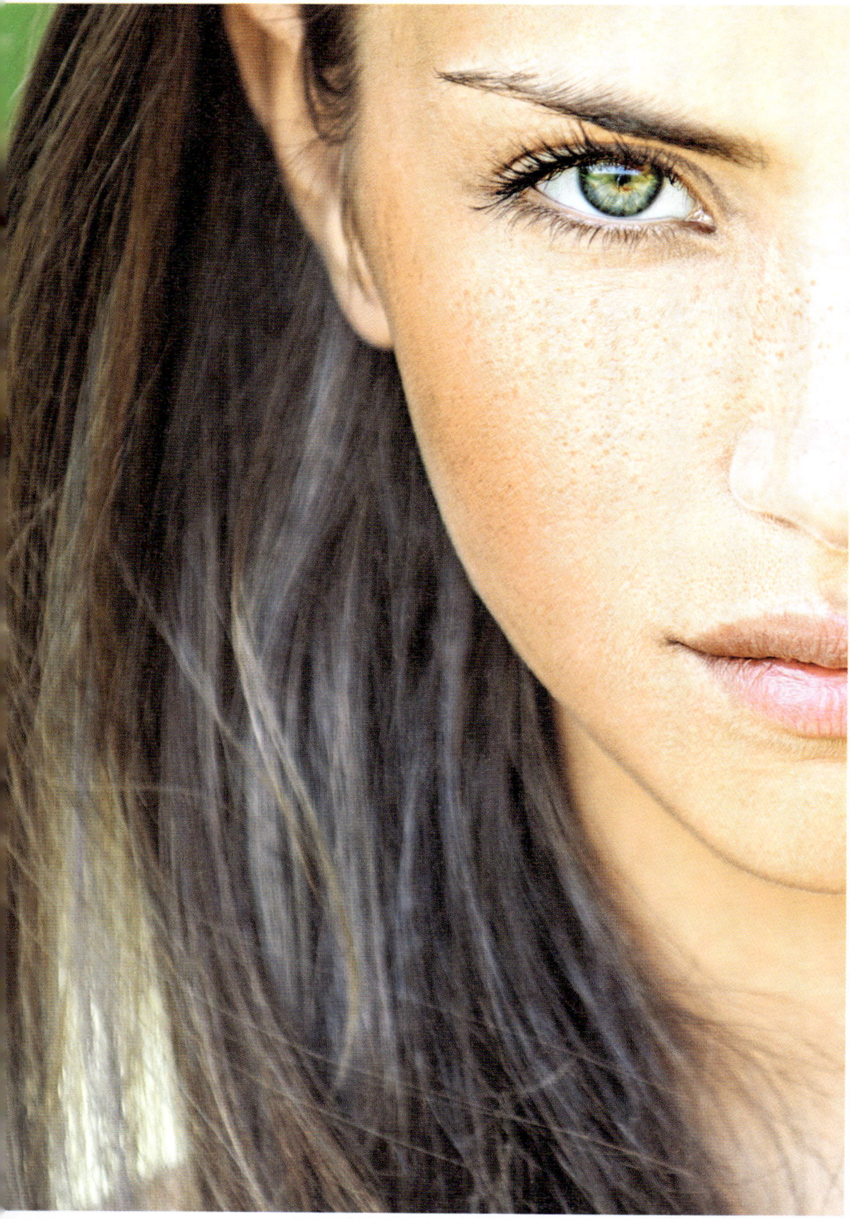

Besondere Fehlsichtigkeiten

Irregulärer Astigmatismus

Die unregelmäßige Hornhautverkrümmung wird so genannt, weil in diesen Fällen der kleinste und der größte Radius nicht in einem rechten Winkel zueinander stehen. Diese Art von Astigmatismus lässt sich optimal nur mit Kontaktlinsen korrigieren. Die Ursache liegt in verschieden starken Anspannungen der äußeren Augenmuskeln. In diesem Fall sind es nicht zwei gegenüberliegende Muskeln, die gleichmäßig stark verspannt sind, sondern die äußere Augenmuskulatur ist insgesamt sehr angespannt und verformt die Hornhaut.

Keratokonus

Einen ganz besonderen Fall des irregulären Astigmatismus stellt der Keratokonus dar. Dabei handelt es sich um eine krankhafte Vorwölbung der Hornhaut, sie ist nicht mehr kugelförmig, sondern spitzt sich wie ein Kegel nach vorn zu. Da die Hornhaut ca. 70 % der Brechkraft des kompletten Auges übernimmt, ent-

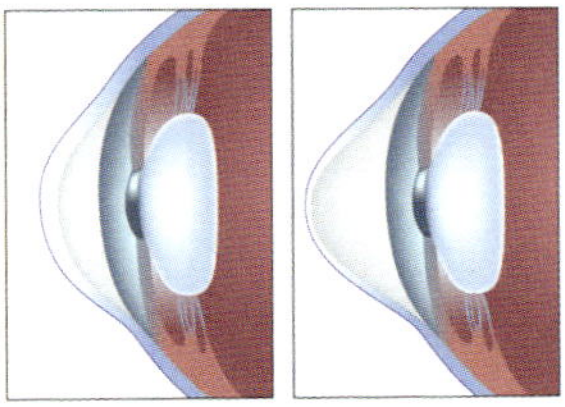

normal *Keratokonus*

stehen dadurch starke Fehlsichtigkeiten. Die Hornhaut ist bei dieser Augenerkrankung meist kegelförmig nach unten versetzt. Der Keratokonus ist eine stark progressive Augenerkrankung. Sie beginnt in der Regel auf einem Auge und bildet sich dann auf beiden Augen aus. Aufgrund der Kegelform der Hornhaut entsteht ein hoher Astigmatismus, der so unregelmäßig ist, dass er sich oft schwer messen lässt. Es gibt verschiedene Möglichkeiten, den Keratokonus aufzuhalten. Jedoch wird dabei – wie bei jedem medizinischen Eingriff – nur die Auswirkung, nicht das eigentliche Problem behandelt.

Personen mit Keratokonus sind sehr stark verspannt – sowohl im gesamten Kopfbereich als auch im Kieferbereich und in der Schultergegend. Auch die Augenmuskulatur ist weitaus stärker angespannt als bei Personen mit anderen Fehlsichtigkeiten. Dadurch werden die Augäpfel von den äußeren Augenmuskeln so stark verformt, dass die Hornhaut der Belastung nicht mehr standhält und sich vorwölbt. Aufgrund einer Bindegewebsschwäche der Hornhaut reißt diese ab einem gewissen Grad der Verformung auf und vernarbt. Diese Narben werden vom Betroffenen als sehr störend empfunden, weil sich die Hornhaut an diesen Stellen eintrübt.

Bei Personen mit Keratokonus spitzen sich mehrere Themen im Leben zu, die immer und immer wiederkehren. Sie leiden unter einer stark verzerrten Wahrnehmung ihrer Umwelt – und da die Umwelt ein Spiegel für das eigene Innenleben ist, haben sie ebenfalls eine verzerrte Wahrnehmung von sich selbst. Dieses verzerrte Welt- und Eigenbild ist die Auswirkung von uralten, übernommenen Verhaltensmustern. Man könnte auch von »Karma« sprechen, aber ich verwende diesen Begriff ungern, weil er oft missverstanden wird. In meiner Ausbildung zur Augenoptikermeisterin erzählte uns unser Anatomielehrer, dass man Keratokonus eher im südlichen Raum, nahe den Alpen, und dort hauptsächlich in den Dörfern findet. Tatsächlich ist dies so. Es herrschen in den Familien oft stark veraltete, unzeitgemäße, sehr dogmatische Denkweisen vor. Die Betroffenen sind geprägt von zwei stark voneinander abweichenden Glaubensmustern, die sie nicht in Einklang bringen können. Hinzu kommt eine etwas engstirnige Sichtweise auf das Leben.

Seitlich betrachtet kann man im fortgeschrittenen Zustand erkennen, dass die Hornhaut einen Kegel bildet. Wenn wir davon ausgehen, dass sich viele der Betroffenen wirklich im Alpenland befinden, könnte man auch sagen, dass die Hornhaut wie ein Berg aussieht. Ein Freund von mir wohnt in Südtirol und möchte dort unbedingt wegziehen. Auf meine Frage, warum man diese Traumgegend denn verlassen möchte, antwortete er mir Folgendes: »Wenn du mitten in den Bergen wohnst, geht mit der Zeit der Weitblick verloren. Ich fühle mich eingeengt. Außerdem belastet mich die Engstirnigkeit der Bewohner dort.« Von dieser Antwort war ich sehr überrascht. Er erzählte mir, dass er, sobald er ein paar Tage frei hat, nach Deutschland fährt, um dort wieder in die Ferne zu schauen.

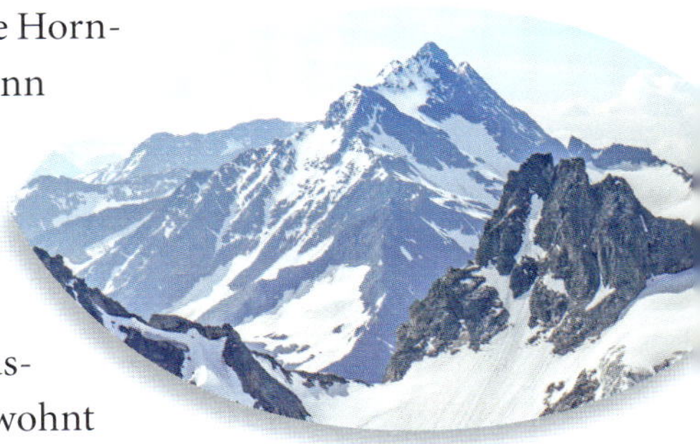

Empfehlungen für Betroffene:

- Klären Sie ab: Was spitzt sich in Ihrem Leben zu?
- Beschäftigen Sie sich mit progressiver Muskelentspannung.
- Alle Übungen zur Lockerung der Muskeln im Schulter-, Nacken-, Kiefer- und Gesichtsbereich sowie zur Lockerung der äußeren Augenmuskulatur
- Rasterbrille
- Machen Sie Übungen, die bei Hornhautverkrümmung helfen. Eine besonders empfehlenswerte Übung ist das Astigmatismusrad.
- Stärken Sie Ihr Bindegewebe, damit es der Spannung durch die Augenmuskeln besser standhalten kann (z. B. durch Schüßlersalze, besonders wichtig sind die Salze Nr. 1 und Nr. 11, aber auch die später bei Presbyopie beschriebene Mischung ist hilfreich).
- Farblichttherapie (besonders mit folgenden Farben: Blau, Türkis, Grün, Gelb und Lila)
- Fahren Sie ans Meer – verschaffen Sie sich einen »Weitblick«.
- Probieren Sie öfter mal etwas Neues aus.
- Wenn der Keratokonus rechts stärker ist, klären Sie die familiäre Seite des Vaters oder die Beziehungsmuster zum Vater bzw. die von Ihnen übernommenen Glaubensmuster, die von Ihrem Vater oder dessen Vorfahren stammen. Wenn der Keratokonus links stärker ist, klären Sie die familiäre Seite Ihrer Mutter oder die Glaubens- und Verhaltensmuster, die Sie von Ihrer Mutter oder deren Vorfahren übernommen haben. Befreien Sie sich radikal von allen überholten Glaubensvorstellungen.
- Nehmen Sie einen Tapetenwechsel vor (Urlaub, Umzug, Arbeitswechsel etc.).

Schielen/Strabismus und Heterophorie

Wichtig für das Verständnis des Schielens ist, dass das rechte Auge mit den eigenen männlichen Anteilen verbunden ist, während das linke Auge die eigenen weiblichen Anteile spiegelt. Symbolisch vertreten werden diese Aspekte durch den Vater und die Mutter. Das erklärt auch, warum viele Trennungskinder schielen. Lebt ein Kind in einer Familie, in der die Eltern sich getrennt haben oder überhaupt nicht miteinander harmonieren, ist die Wahrscheinlichkeit groß, dass es eine Schielstellung der Augen aufweist. Dies ist jedoch nicht der Fall, wenn beide Energien des Kindes im Einklang sind und es ihm nichts ausmacht, dass die Eltern nicht miteinander harmonieren, weil es die Resonanz dafür nicht in sich trägt.

Man unterscheidet folgende Arten des Schielens:

- Strabismus convergens: Ein Auge weicht nach innen ab.
- Strabismus divergens: Ein Auge weicht nach außen ab.
- alternierendes Schielen: Mal weicht ein Auge, mal das andere Auge ab.

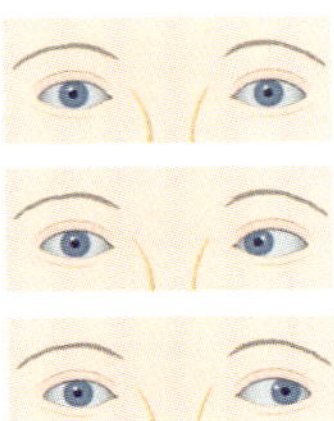

normal

Strabismus convergens/ Einwärtsschielen

Strabismus divergens/ Auswärtsschielen

An dem Auge, dessen Sehrichtung abweicht, kann man vieles ablesen. Wie erwähnt, hängt das rechte Auge mit dem Vater, den eigenen männlichen Anteilen zusammen, das linke Auge spiegelt Themen mit der Mutter oder der eigenen Weiblichkeit. Weicht ein Auge ab, sind die beiden Energien nicht im Einklang. Dieses Thema bringt die Seele bereits mit in diese Inkarnation. Die Gründe hierfür können sehr vielfältig sein und wurden durch frühere Leben ausgeprägt. Manchmal ist es gar nicht relevant, die genauen Ursachen in der vergangenen Inkarnation zu kennen, manchmal kann es aber durchaus wichtig sein, die Disharmonie zu verstehen. Dann kann eine Rückführung für Klarheit sorgen.

In der Schulmedizin gibt es nicht nur den Begriff des Schielens für das Abweichen eines Auges. Es gibt zahlreiche unterschiedliche Abweichungen der Augen, die entweder motorisch (durch Muskelkraft) oder auch sensorisch kompensiert werden können. Letzterem dienen zahlreiche Querverschaltungen auf unserer Netzhaut, die es ermöglichen, gleiche Bilder, die auf nicht korrespondierende Netzhautstellen fallen, trotzdem zu einem Seheindruck zu verarbeiten. Wenn die Fehlstellung auf diese Weise nicht kompensiert werden kann, spricht man von Strabismus, ansonsten von Heterophorie. Die Heterophorie wird in motorisch oder sensorisch kompensierte Fehlstellungen eingeteilt. Für die seelischen Hintergründe ist lediglich wichtig: Je stärker ausgeprägt die Fehlstellung des Auges ist – ob es sich nun um ein Schielen, ein Mikroschielen oder eine Heterophorie handelt –, desto größer ist die Disharmonie von männlicher und weiblicher Energie der Person, und umso schwerwiegender ist das dahintersteckende Thema.

Damit Sie einschätzen können, welche Art der Fehlstellung der Augenachse bei Ihnen vorliegt, gebe ich Ihnen einen kurzen Überblick.

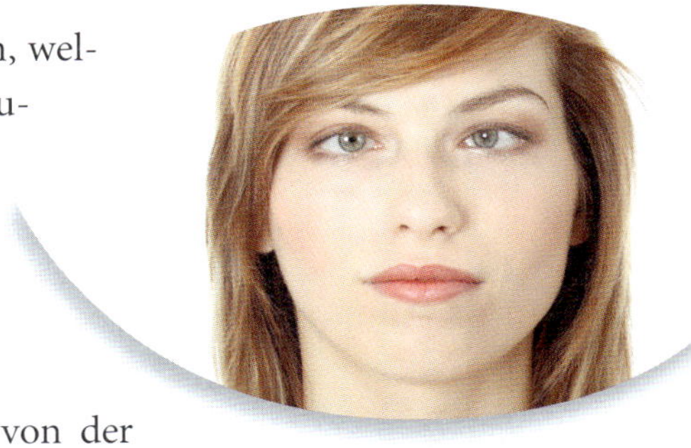

Heterophorie

Ein Auge weicht ganz leicht von der Sehrichtung ab, der Bildunterschied wird aber motorisch oder sensorisch kompensiert. Der Betroffene besitzt trotzdem ein räumliches Sehen. Weicht ein Auge nach außen ab, spricht man von Exophorie, weicht ein Auge nach innen ab, von Esophorie. Bei der sogenannten Zyklophorie verrollt ein Auge, dies ist aber äußerst selten. Eine Heterophorie ist von außen häufig nicht erkennbar, da die Fehlstellung des Auges nur sehr leicht ist und vom Körper selbst ausgeglichen wird.

Schielen

Im Gegensatz zu den verschiedenen Arten der Heterophorie sieht man beim Schielen, dass ein Auge von der Sehachse abweicht. Ein weiterer Unterschied liegt darin, dass der Betroffene kein räumliches Sehen besitzt, weil die beiden Bilder nicht zu einem verarbeitet werden können. Entweder sieht er dann Doppelbilder, oder das Gehirn blendet ein Bild aus, um Störungen zu vermeiden.

Mikroschielen

Beim sogenannten Mikroschielen ist von außen auch kaum sichtbar, dass ein Auge abweicht, doch im Unterschied zur Heterophorie können die beiden Bilder hierbei nicht zu einem verarbeitet werden. Es kommt zur Unterdrückung eines Seheindruckes oder zu Doppelbildern. Weicht immer dasselbe Auge ab, spricht man von manifestem Schielen, weicht mal das eine und mal das andere Auge ab, wird dies als alternierendes Schielen bezeichnet.

Bedeutung der Abweichung der Augen

Beim Abweichen der Augen gibt es starke Zusammenhänge zum inneren Konflikt der betroffenen Person sowie zu ihrer Lebenseinstellung. Grundsätzlich gibt es im Leben dieser Person etwas, was sie nicht ansehen möchte oder nicht ansehen kann. Entweder weiß sie gar nicht bewusst, dass es diesen Konflikt gibt – z. B., weil es ein Familiengeheimnis ist –, oder sie möchte ihn sich bewusst nicht ansehen. In der Regel handelt es sich bei den Heterophoriearten um Familiengeheimnisse, die das Kind nicht anzusehen vermag. Es würde sich gern damit befassen, doch weiß es gar nicht, woher die Unstimmigkeiten kommen. Beim Schielen handelt es sich meist um ein bewusstes »Wegschauen«. Es fällt einem Auge (manifestes Schielen) oder auch beiden Augen (alternierendes Schielen) schwer, geradeaus zu sehen. Die Blickrichtung »geradeaus« steht für die Gegenwart. Es ist folglich im gegenwärtigen Leben etwas aus dem Gleichgewicht geraten, was der Betroffene ignorieren möchte.

Weicht das Auge nach innen ab (Esophorie), handelt es sich um Personen, die verträumt sind. Weil die Realität sich nicht so zeigt, wie sie sich das wünschen, leben sie lieber in der eigenen Traumwelt. Sie besitzen ein lebhaftes Innenleben – daher wendet sich ein Auge nach innen. Häufig handelt es sich um Personen mit überdurchschnittlichen Fähigkeiten und großen künstlerischen Begabungen. Sie sind von einem starken Idealismus geprägt und wünschen sich, die innere heile Welt auch in die Außenwelt zu tragen. Das Problem ist, dass man nur in der Gegenwart Einfluss auf die Zukunft nehmen kann. Wird die Gegenwart nicht angeschaut oder nicht gelebt, kann sich auch die Zukunft nicht ändern.

Das abweichende Auge kann mit einem Elternteil zusammenhängen – aber beim Schielen können auch ganz andere Lebensthemen dahinterstecken.

Empfehlungen für Betroffene:

- Künstlerisches Hobby suchen
- Bewusst im Hier und Jetzt leben
- Sich mit dem Spiegelgesetz beschäftigen (»wie innen, so außen«)
- Mit der Gegenwart und dem persönlichen Umfeld auseinandersetzen, anstatt zu »fliehen«

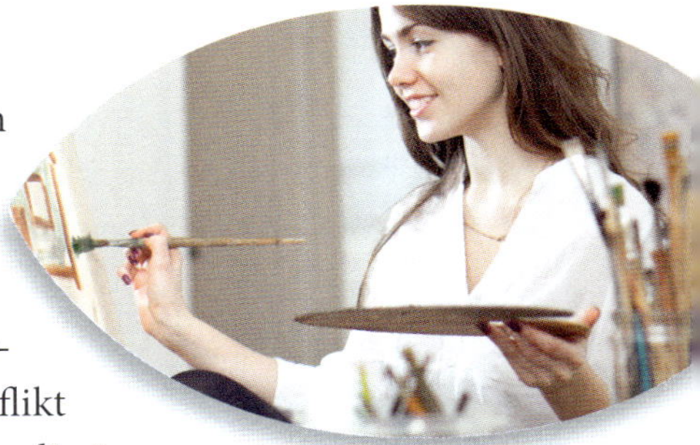

Weicht ein Auge nach außen ab (Exophorie), möchte sich der Betroffene auch nicht mit der konkreten Gegenwart auseinandersetzen. Allerdings versucht er, diesen Konflikt damit zu lösen, dass er sich in die äußere, »materielle« Welt stürzt. Anerkennung und Liebe werden im Außen gesucht, auch außerhalb der Familie. So sucht sich ein Kind mit einem abweichenden Auge gern einen Vater- oder Muttterersatz, wenn ein innerer Konflikt mit der eigenen Mutter oder dem eigenen Vater vorliegt. Letztlich zeigt dies allerdings, dass es einen Konflikt mit der eigenen Weiblichkeit oder Männlichkeit in sich trägt. Die Eltern repräsentieren diese nur in der Außenwelt.

Empfehlungen für Betroffene:

- Ausgleich zwischen männlicher und weiblicher Energie schaffen
- Übung: liegende Acht
- Übung: Überkreuzbewegung
- Übung: Langläufer
- Übung: Switchingübung
- mit dem Spiegelgesetz arbeiten (»wie innen, so außen«)
- familiäre Probleme klären
- sich bewusst die Gegenwart ansehen
- Augenklappe/Auge abkleben

LIEGENDE ACHT

Die folgende Übung eignet sich hervorragend, um beide Gehirnhälften miteinander zu verbinden und die Dominanz einer Gehirnhälfte auszugleichen. Auch die Polaritäten in uns – der weibliche Teil (Passivität) und der männliche Teil (Aktivität) – werden ausgeglichen.

Zeichnen Sie mit einem beliebigen Finger auf Augenhöhe eine liegende Acht vor Ihrem Gesicht in die Luft.

Verfolgen Sie den Finger mit Ihren Augen. Der Kopf sollte sich dabei nicht bewegen. Führen Sie diese Übung sehr langsam durch, damit die Augen der liegenden Acht in fließenden Bewegungen nachschauen können.

Verfolgen Sie die liegende Acht 9 Mal. Beenden Sie die Bewegung in der Mitte, und lassen Sie Ihren Blick dann nach oben wandern, um die Lemniskate zu verlassen.

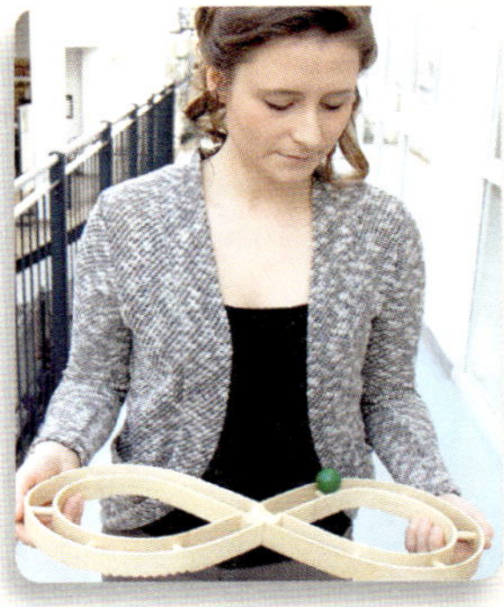

Sie können auch eine Holzacht im Spielzeugladen kaufen und mit dieser trainieren. Dies hat den gleichen Effekt und wird häufig beim Sehtraining mit Kindern eingesetzt.

ÜBERKREUZBEWEGUNG

Auch die Überkreuzbewegung hilft, beide Gehirnhälften zu aktivieren und miteinander zu verknüpfen. Durch den Wechsel von überkreuzenden und gleichseitigen Bewegungen wird die Verbindung von beiden Gehirnhälften, der sogenannte Corpus callosum, gestärkt. Die Übung fördert gleichzeitig die Konzentration, denn wenn beide Gehirnhälften aktiv sind, sind Sie präsenter. Zudem steht Ihnen wesentlich mehr Energie zur Verfügung, als wenn nur eine Gehirnhälfte gefordert und gefördert wird. So können Sie mit dieser Übung auch eine Dominanz einer der beiden Gehirnhälften ausgleichen.

Bevor Sie diese Übung im Stehen durchführen, machen Sie sie zunächst im Liegen. Dadurch schalten Sie Ihren Gleichgewichtssinn aus. Nach einigen Wochen Training im Liegen können Sie die Übung dann auch im Stehen durchführen.

Legen Sie sich auf eine Isomatte, verwenden Sie eventuell ein Kissen zur Unterstützung des Nackens. Strecken Sie Ihre Arme seitlich aus, die Beine liegen flach auf dem Boden.

Heben Sie den rechten Arm an, und führen Sie diesen über die Körpermitte zum linken Knie. Gleichzeitig winkeln Sie das linke Bein an, sodass die Hand das Knie berühren kann.

Legen Sie den rechten Arm und das linke Bein wieder ab, und wiederholen Sie diesen Vorgang mit Ihrem linken Arm und Ihrem rechten Bein.

Wiederholen Sie diese Bewegungen mehrmals.

Wechseln Sie nun in die gleichseitige Bewegung: Führen Sie abwechselnd den rechten Arm zum rechten Knie und den linken Arm zum linken Knie.

Wiederholen Sie diese Bewegungen ebenfalls mehrmals.

Wechseln Sie wieder in die überkreuzende Bewegung.

Sie können mehrmals zwischen den Bewegungen wechseln. Beginnen und beenden Sie die Übung jedoch immer mit der überkreuzenden Bewegung.

LANGLÄUFER

Mit dieser Übung regen Sie den Energiefluss zu den Augen und den Ohren an. Sie eignet sich bei allen Fehlsichtigkeiten und Augenkrankheiten. Zusätzlich wird die Atmung verbessert, und die beiden Gehirnhälften werden angeregt. Auch der Kreislauf kommt in Schwung.

Stellen Sie sich aufrecht, aber locker hin. Ihre Knie sind nicht ganz durchgestreckt.

Schwingen Sie mit Ihren Armen locker vor und zurück. Wenn Sie den rechten Arm nach vorn führen, führen Sie gleichzeitig den linken Arm nach hinten. Danach schwingt der linke Arm nach vorn und der rechte Arm nach hinten.

Pendeln Sie so mit den Armen hin und her, ohne dabei mit dem Körper zu wippen.

Führen Sie diese Armbewegung 100 Mal durch.

SWITCHING-ÜBUNG

Durch die Switchingkorrektur aus der Kinesiologie werden verschiedene Meridiane angeregt und ausgeglichen. Zusätzlich verbinden Sie mit dem 1. Teil der Übung die rechte und die linke Körperhälfte sowie die rechte und die linke Gehirnhälfte miteinander. Mit dem 2. Teil der Übung wird die Koordination von Oberkörper und Unterkörper verbessert. Über den 3. Teil der

Übung erreichen Sie eine Verbesserung der Zusammenarbeit von Körpervorder- und Körperrückseite.

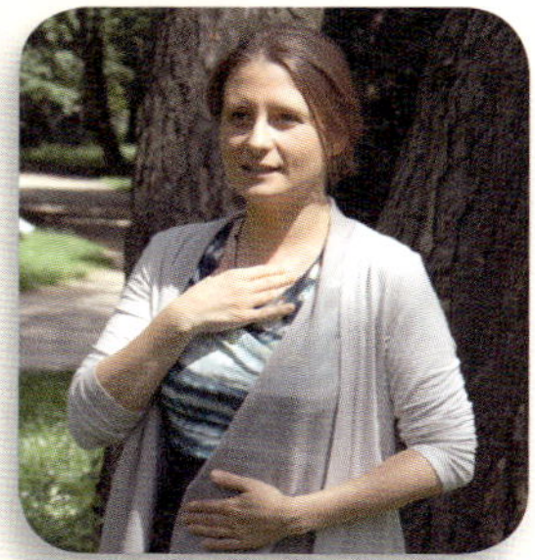

Meridian-Korrektur Niere 27: Reiben Sie mit Daumen, Zeigefinger und Mittelfinger einer Hand quer unter dem Schlüsselbein entlang über den Nierenpunkt 27 des Nierenmeridians. Mit der anderen Hand reiben Sie gleichzeitig quer über Ihren Bauchnabel. Reiben Sie ca. 30 Sekunden lang, und wechseln Sie danach die Hände.

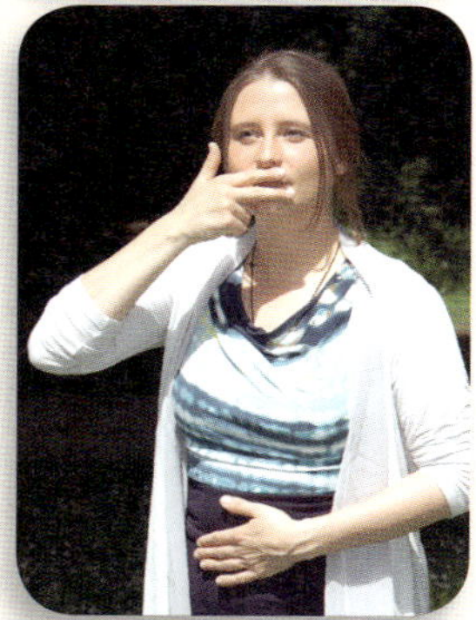

Meridian-Korrektur Zentral-/Gouverneursgefäß: Mit Zeige- und Mittelfinger reiben Sie Ihre Ober- und Ihre Unterlippe. Mit der anderen Hand reiben Sie gleichzeitig quer über den Bauchnabel. Nach ca. 30 Sekunden wechseln Sie die Hände.

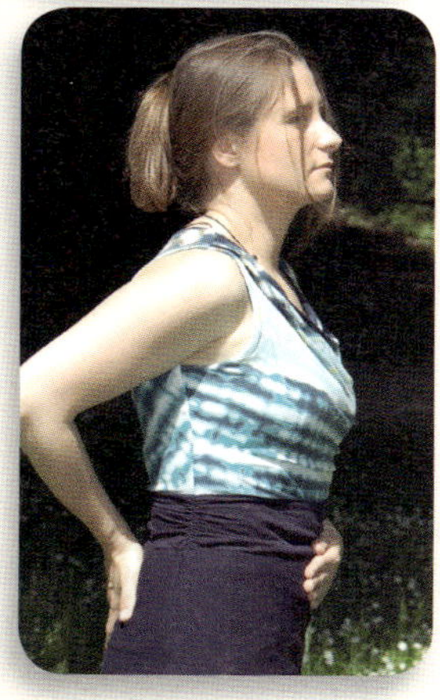

Meridian-Korrektur Blase: Mit einer Hand reiben Sie Ihr Steißbein, mit der anderen Hand reiben Sie quer über den Bauchnabel. Nach ca. 30 Sekunden wechseln Sie die Hände.

Presbyopie/ Altersweitsichtigkeit

Leider täuscht der geläufige Name dieser Fehlsichtigkeit etwas vor, was meiner Ansicht nach nicht den Tatsachen entspricht, und erschafft bzw. bestärkt dadurch falsche Glaubensmuster. Dennoch muss ich den Begriff »Altersweitsichtigkeit« verwenden, denn unter Presbyopie können sich die meisten nichts vorstellen. »Altersweitsichtigkeit« suggeriert leider, dass es völlig normal ist, mit zunehmendem Alter schlechter zu sehen. Doch dem ist nicht so. Ich kenne einige Menschen, die das Gegenteil beweisen und in einem stolzen Alter von weit über 70 Jahren sowohl in der Ferne als auch in der Nähe ohne jegliche Sehhilfe gut sehen. Allerdings sind sie sehr spirituell und beschäftigen sich täglich mit den Selbstheilungskräften. Negative Glaubensmuster über das Sehen kennen sie nicht, und das spiegelt ihre gute Sehkraft.

Nun ist es in unserer Gesellschaft manchmal gar nicht so leicht, gegen den Strom zu schwimmen und etwas anderes als das zu glauben, was man von allen Seiten zu hören bekommt. Natürlich ist es einfacher, die nachlassende Sehkraft auf das Alter oder auf die vermehrte PC-Arbeit zu schieben. Aber dieses Glaubensmuster ist falsch!

Warum brauchen nur in den Industrienationen die Menschen ab 40 eine Brille? Warum tritt die Altersweitsichtigkeit immer

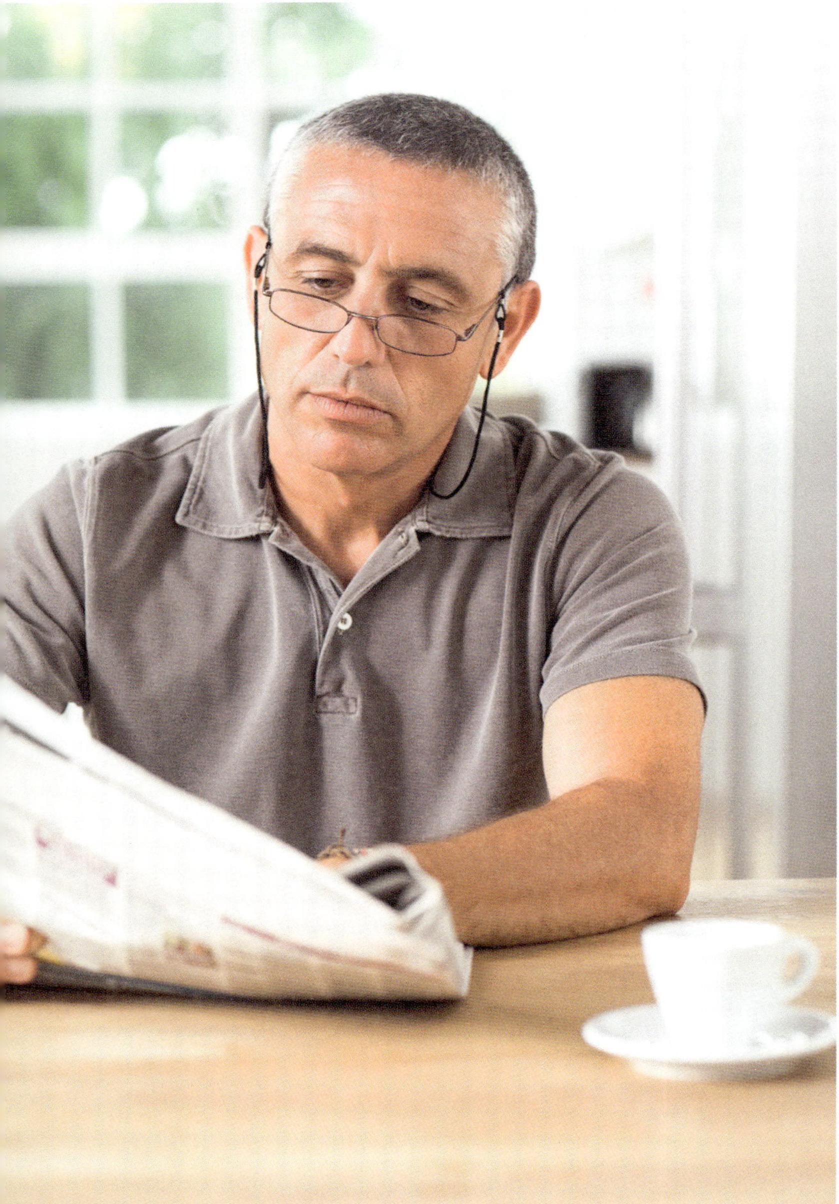

früher auf? Warum brauchen manche erst mit 55 oder 60 eine Lesehilfe? Könnten vielleicht die unnatürlichen Lebensverhältnisse, die von der Natur entfernte Lebensweise dem Menschen nicht guttun?

Fangen wir bei der Ernährung an, denn sie hat einen hohen Anteil an der stetigen Zunahme der Altersweitsichtigkeit. Eigentlich sollte man von einer »Fehlernährungsfehlsichtigkeit« sprechen, denn im Laufe des Lebens sammeln sich Eiweiße, Salze und andere schädliche und sogar giftige Stoffe aus der Nahrung in der Augenlinse an. Diese Ansammlungen führen dazu, dass die Augenlinse zunehmend ihre Elastizität verliert und sich nicht mehr so gut auf Nähe einstellen kann.

Da es eine Weile braucht, bis die Folgen in den Augenlinsen deutlich werden – eben bei den meisten Menschen um das 40. Lebensjahr –, wird der Glaubenssatz verbreitet, dass dies altersbedingt ist. Die Optikindustrie freut sich, und keiner muss Eigenverantwortung übernehmen, denn gegen das Altern kann man nichts tun! Verzeihen Sie mir diese überspitzte Bemerkung, doch Sie sollen erkennen, was wirklich dahinter steckt. Ich möchte nicht die Optiker oder die Augenärzte kritisieren. Beide Berufsgruppen erledigen nach bestem Wissen und Gewissen ihre Arbeit – leider kennen sie jedoch die Zusammenhänge in der Regel nicht und verbreiten mangels ganzheitlichen Wissens dieses falsche Glaubensmuster noch stärker. Da dieses unzutreffende Muster nun in unserem Kollektivbewusstsein gespeichert ist, tritt es dann auch wirklich so ein, und bei immer mehr Menschen um das 40. Lebensjahr herum »reichen die Arme nicht mehr aus«.

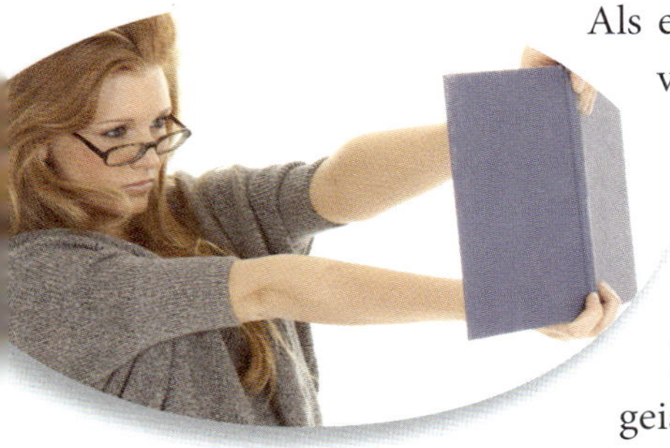

Als erster Schritt ist es wichtig, sich von diesem Glaubensmuster zu befreien. Und da so viele Menschen daran glauben, ist dies gar nicht so einfach. Denn sofort schaltet sich das menschliche Ego ein und versucht, ein geistiges Wachstum zu verhindern. Es möchte uns in den alten Glaubensmustern halten, aus Angst, es könne an Macht verlieren. Denn mit zunehmender persönlicher Reife verliert es an Bedeutung. Das weiß das Ego und möchte erst einmal alles Neue verhindern. Die Meridianklopfmassage auf Seite 48 ist ein gutes Mittel, diese Muster zu löschen.

Wenn Sie es geschafft haben, sich von dem destruktiven Gedankenmuster zu befreien, dass es normal sei, ab einem gewissen Alter eine Brille zum Lesen zu benötigen, dann ist der Rest gar nicht mehr so schwer. Es geht nun darum, Ihre Augenlinse wieder beweglicher zu machen. Die Elastizität hängt von zwei Faktoren ab: zum einen vom Stoffwechsel und dessen Ablagerungen in der Linse, zum anderen von den Zonulafasern, an denen die Linse befestigt und dadurch mit dem Ziliarmuskel verbunden ist. Blockaden in diesem Muskel können dazu führen, dass die Augenlinse nicht mehr auf Nähe eingestellt werden kann.

Dies können Sie sich folgendermaßen veranschaulichen: Greifen Sie mit einer Hand den Zeigefinger der anderen Hand, und halten Sie diesen für 30 Sekunden so fest, wie Sie können. Danach versuchen Sie, Ihre Hand zu öffnen. Sie werden merken, wie schwer Ihnen dies fällt. Dabei haben Sie nur für eine halbe

Minute angespannt. Ähnlich ist es mit unseren Augenmuskeln. Unsere Augen verwenden wir in der Regel sehr einseitig. Dadurch verhärtet der Ziliarmuskel – ein Ringmuskel – zunehmend. Wenn er angespannt ist, verringert sich sein Durchmesser, die Zonulabänder lassen locker, und die Augenlinse nimmt ihre ursprüngliche, kugelige Form an. Sie sehen in der Nähe klar. Wenn er entspannt ist, ist sein Durchmesser größer, die Zonulafasern werden gespannt und ziehen die Augenlinse flach. Sie sehen in der Ferne klar.

Auch emotionale Blockaden können dazu führen, dass der Ziliarmuskel verspannt und Sie Ihre Augenlinse nicht mehr so gut auf unterschiedliche Entfernungen einstellen können. Dazu gehören Schwierigkeiten im nahen Umfeld, z. B. Probleme mit dem Partner, mit den Kindern (die in der Regel zu diesem Zeitpunkt in der Pubertät sind), aber auch Kinderlosigkeit (die jetzt als belastender angesehen wird als früher, als noch viel Zeit blieb). Auch berufliche Schwierigkeiten oder eine »Midlife-Crisis« können dahinterstecken. Häufig spielen mehrere Faktoren eine Rolle. Solche blockierten Gefühle, die oft in diesem Alter auftreten, schüren dann den Glauben, es sei »normal«, jetzt eine Brille zu tragen. Über die Kinesiologie können Sie die destruktiven Muster aufspüren und umwandeln. Empfehlenswert ist es, sich Hilfe von außen zu suchen, denn von allein kommt man manchmal nicht darauf und möchte vieles auch nicht anschauen, weil es wehtun könnte.

Um Ihre Augenlinsen von Ablagerungen aus der Nahrung zu befreien, helfen folgende Tipps.

KNEIPPEN FÜR DIE AUGEN

Diese Übung löst Verschlackungen aus Ihrer Augenlinse und hilft gegen Verspannungen in den Augenmuskeln.

Legen Sie sich einen heißen (aber nicht kochend heißen!) Waschlappen auf Ihre Augen.

Nach ca. 1,5 Minuten tauschen Sie diesen gegen einen lauwarmen Waschlappen aus.

Wiederholen Sie diesen Vorgang einmal.

SCHÜSSLERSALZKUR

Folgende Kur hilft nicht nur bei der Presbyopie. Sie reinigt und klärt die Augenlinse von Ablagerungen und Schlacken. Daher ist sie auch bei Brechungsmyopie und unterstützend bei grauem Star sinnvoll.

- Nr. 1: Calcium fluoratum D3/D6 (Dieses Salz erweicht verhärtetes Gewebe und stärkt weiches Gewebe.)
- Nr. 9: Natrium phosphoricum D3/D6 (Dieses Salz hilft, den Körper und die Augenlinse zu entsäuern.)
- Nr. 10: Natrium sulfuricum D3/D6 (Dieses Salz reinigt das Bindegewebe und die Augenlinse von Schlackenstoffen.)
- Nr. 11: Silicea D3/D6 (Dieses Salz stabilisiert das Bindegewebe, u.a. auch die Zonulafasern.)

Lösen Sie täglich jeweils 4 Tabletten von jedem Salz zusammen in einem Glas heißem Wasser auf, und trinken Sie dieses schluckweise. Am besten bereiten Sie sich diesen Trunk gleich morgens zu und genießen ihn noch vor dem Frühstück.

VIEL TRINKEN

Generell sollten Sie darauf achten, genügend Flüssigkeit zu sich zu nehmen, damit die Augenlinse flexibel bleibt. Obwohl der Flüssigkeitsbedarf individuell unterschiedlich ist, kann man als Faustregel sagen, dass man zusätzlich zu viel Obst und Gemüse, die viel Flüssigkeit enthalten, als erwachsener Mensch täglich etwa 1,5 bis 2 Liter Wasser zu sich nehmen sollte.

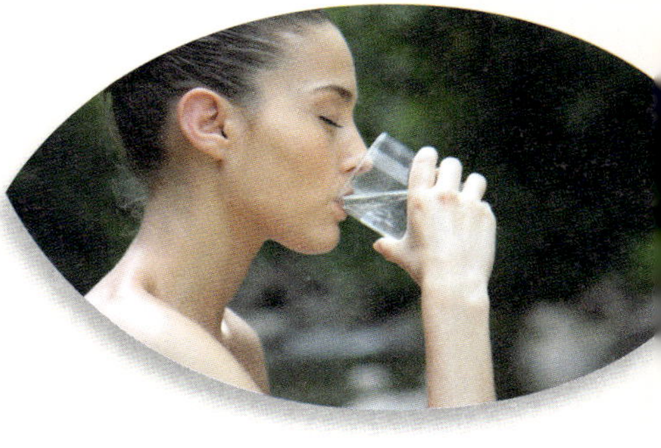

Emotionale Ursachen von Presbyopie

Wenn die Sicht in der Nähe immer verschwommener wird, ist dies ein deutliches Zeichen dafür, dass beim Betroffenen etwas im engsten Feld »nicht in Ordnung« ist. Häufig hat er eine Krise mit sich selbst, die sich aber auch auf das engste Umfeld ausdehnen bzw. dort spiegeln kann, z. B. die Suche nach dem Sinn des Lebens, nach der wahren Lebensaufgabe. Diese Schwierigkeiten zeigen sich dann in Form von Partnerschaftsproblemen, Problemen mit Kindern, pflegebedürftigen Eltern oder auch im Arbeitsumfeld. Bisweilen braucht es dann eine völlige Neuausrichtung. Diese Lebensphasen sind sehr wichtig, denn sie können uns in unsere ursprüngliche Bestimmung führen. Das muss nicht unbedingt mit dem Beruf zu tun haben. Leider ist unsere Gesellschaft stark auf Leistung, Erfolg und Karriere ausgerichtet, daneben werden zunehmend auch Familie und Hausbau als besonders sinnvoll erachtet. Doch wir sind nicht hier auf dieser Erde, um den größten Teil unseres Lebens damit zu verbringen, Geld zu verdienen, um materiellen Wünschen nachzukommen – in der Regel sind diese nur Ersatzbefriedigung für mangelnde Selbstliebe und Freude am Leben. Vielen wird das aber erst in einer Phase der Krise und Umorientierung bewusst. Sie halten Rückschau auf das eigene Leben und merken, dass sie ihre ursprünglichen Wünsche nach Selbstausdruck und Selbstentfaltung nicht wirklich gelebt haben. Nur sehr wenige künstlerische Berufe erlauben es in unserer Welt, sich auf kreative Weise zu verwirklichen und davon leben zu können. Diverse kreative Ausdrucksformen wie Basteln, Tanzen, Singen, Schreiben, Malen werden hingegen nur als Hobbys betrachtet. Sicher kennen Sie den Satz: »Davon kann man sich doch nichts kaufen!«

Nein, kaufen kann man sich davon nichts, das ist sicherlich wahr. Aber das Herz ist bei solchen Aktivitäten von Freude erfüllt. Durch den Ausdruck unser selbst spüren wir wieder die tiefe Verbindung zu unserer Seele – und erleben ein tiefes Glücksgefühl und eine erfüllende Freude. Die Erkenntnis, bisher solchen Dingen viel zu wenig Beachtung geschenkt zu haben (weil angeblich keine Zeit oder kein Geld da war), sorgt nun für eine innere Krise. Doch aus dieser folgt die wahre Suche nach dem Sinn des Lebens.

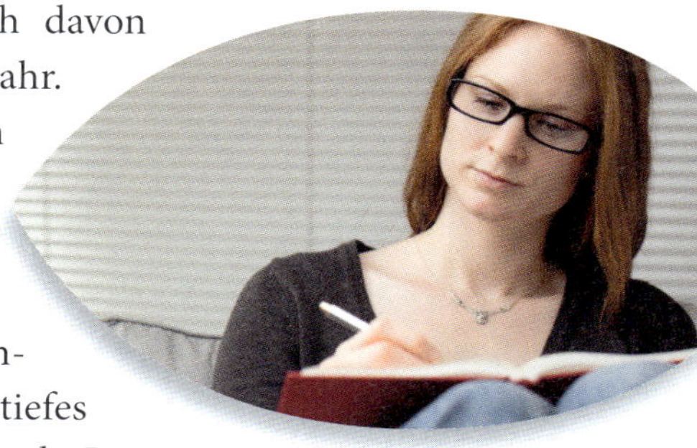

Als Tipp habe ich für Sie nur einen einzigen Satz:

»Folgen Sie immer dem Ruf Ihres Herzens!«

Dies ist der Schlüssel, um die abnehmende Nahsicht aufzuhalten und umzukehren! Nehmen Sie sich ein paar Tage frei, und besinnen Sie sich auf das Wesentliche in Ihrem Leben. Überlegen Sie, welche Tätigkeiten, Hobbys etc. Sie erfüllen, Ihnen Freude bringen.

Abschließende Worte

Der folgende Text stammt nicht von mir, doch passt er sehr gut zu diesem Buch. Leider ist der Verfasser nicht bekannt, aber ich möchte gern mit seinen Worten abschließen.

Der Stein auf dem Weg

Meinst du, es läge auf der Straße deines Lebens
auch nur ein einziger Stein, ein hindernder, vergebens?
Er mag nun hässlich sein, groß oder klein, glaube nur,
da wo er liegt, da muss er sein.
Gewiss nicht, um das Weitergehen zu verhindern!
Gewiss nicht, um dir Kraft und Mut zu mindern!
Nur darum legt ihn in den ebnen Sand
des Weges dir eine gütige Hand,
damit du dir den Stein sollst recht beschauen,
und dann mit Gott in gläubigem Vertrauen
darüber reden sollst und ihn fragen,
was er dir mit dem Hindernis will sagen.
Und bist du Gott an jedem Stein begegnet,
so hat dich jeder Stein genug gesegnet.
(Verfasser unbekannt)

Über die Autorin

Caroline Ebert ist Optikermeisterin, ganzheitliche Sehtrainerin und Augenkinesiologin. Durch die kinesiologische Arbeit in ihrer Augenschule »Eyeland« konnte sie die Ursachen verschiedener Erkrankungen bei ihren Klienten in Erfahrung bringen. Dieses Wissen fasst sie in ihren Büchern und CDs zusammen.

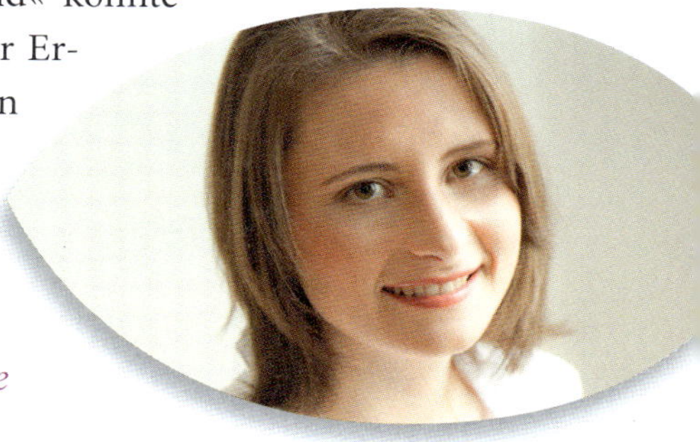

www.augenschule-eyeland.de

Außerdem von Caroline Ebert erschienen

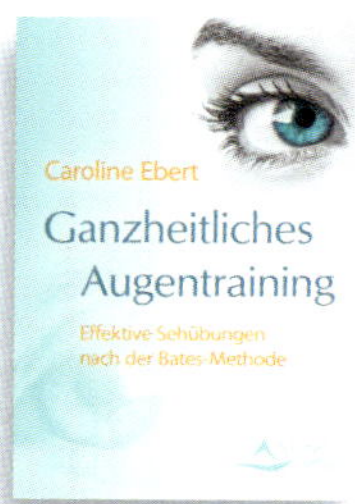

Ganzheitliches Augentraining
Effektive Sehübungen nach der Bates-Methode
96 Seiten
ISBN: 978-3-8434-5058-4

Seele und Sehen
Eine neue Sichtweise auf Augenerkrankungen
128 Seiten
ISBN: 978-3-8434-1169-1

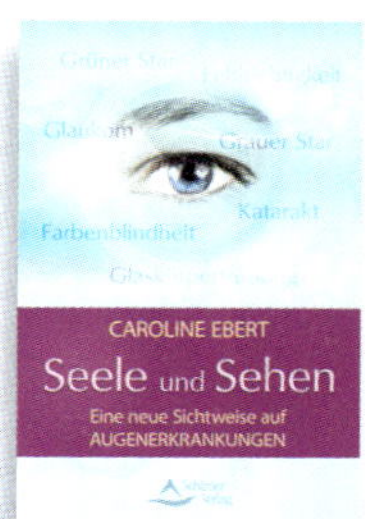

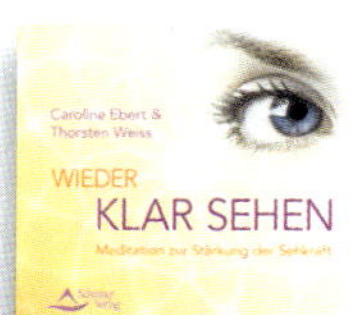

CD: Wieder klar sehen
Meditation zur Stärkung der Sehkraft
ca. 68 Min.
ISBN: 978-3-8434-8296-7

Bildnachweis

Bilder von der Bilddatenbank Shutterstock:

Layoutelemente: Hintergrund # 107530259 (© april70) / Auge # 145852451 (© antishock)

S. 7: # 117142870 (© suravid), S. 8: # 266427755 (© Shironina Marina), S. 10: # 159006218 (© Peter Hermes Furian), S. 11: # 77804419 (© Alila Medical Media), S. 12: # 83222059 (© Brian A Jackson), S. 15: # 97922762 (© Chepko Danil Vitalevich), S. 16: # 128156006 (© Alila Medical Media), S. 17: # 127507442 (© Alila Medical Media), S. 19: # 77804422 (© Alila Medical Media), S. 20: # 90351934 (© BestPhotoStudio), S. 23: # 112511786 (© BonnieBC), S. 25: # 170815868 (© SunKids), S. 26: # 268132268 (© Brian A Jackson), S. 29: # 125588831 (© Anna Ismagilova), S. 31: # 148959092 (© Kuttelvaserova Stuchelova), S. 34: # 171529904 (© Image Point Fr), S. 35: # 281624900 (© A.Penkov), S. 37: # 104446106 (© Olaf Speier), S. 40: # 129037523 (© Cranach), S. 43: # 270969587 (© Piotr Marcinski), S. 46: # 125726789 (© auremar), S. 54: # 77804407 (© Alila Medical Media), S. 59: # 171028313 (© Vladimir Gjorgiev), S. 64: # 94263022 (© Chantal de Bruijne), S. 65: # 192073529 (© Ray49), S. 66: # 185860772 (© Piotr Marcinski), S. 71: # 143916958 (© Voronin76), S. 79: # 133463168 (© Olha Rohulya), S. 80: # 156722846 (© ChiccoDodiFC), S. 88: # 143356642 (© Olesya Feketa), S. 94: # 45190627 (© ollirg), S. 97: # 9689032 (© Steven Paine), S. 98: # 283331279 (© Irina Bg), S. 101: # 207817138 (© Samuel Cohen), S. 102: # 108289811 (© BestPhotoStudio), S. 103: # 127500674 (© Alila Medical Media), S. 105: # 149198729 (© iamnong27), S. 107: # 127896233 (© Alila Medical Media), S. 109: # 65107501 (© Piotr Marcinski), S. 111: # 130961702 (© Iakov Filimonov), S. 118: # 124606321 (© wavebreakmedia), S. 120: # 96044939 (© Alan Poulson Photography), S. 123: # 50339551 (© auremar), S. 125: # 276702839 (© ptnphoto)

www.shutterstock.com

Alle weiteren Fotografien:

Caroline Ebert